百年程氏 养生系列

百年程氏
经络养生操

主编◎程凯

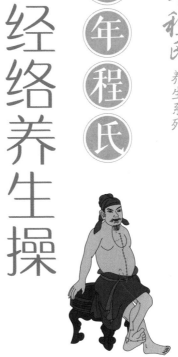

中国健康传媒集团
中国医药科技出版社

U0206836

内容提要

本书主要介绍了"百年程氏"医学世家总结的九式经络养生操，这些自我按摩保健防病的锻炼方法，都是无须借助他人、他物就可以简单操作且效果显著的经络穴位养生按摩方法。适合老年人、中医针灸工作者及中医爱好者参考学习。

图书在版编目（CIP）数据

百年程氏经络养生操 / 程凯主编 . —北京：中国医药科技出版社，2018.11
（百年程氏养生系列）
ISBN 978-7-5214-0151-6

Ⅰ.①百… Ⅱ.①程… Ⅲ.①经络—养生（中医） Ⅳ.① R224.1

中国版本图书馆 CIP 数据核字（2018）第 066219 号

本书视频音像电子出版物专用书号：

美术编辑　陈君杞
版式设计　也　在

出版　**中国健康传媒集团** | 中国医药科技出版社
地址　北京市海淀区文慧园北路甲 22 号
邮编　100082
电话　发行：010 – 62227427　　邮购：010 – 62236938
网址　www.cmstp.com
规格　710 × 1000mm $\frac{1}{16}$
印张　10 $\frac{1}{4}$
字数　136 千字
版次　2018 年 11 月第 1 版
印次　2021 年 3 月第 2 次印刷
印刷　三河市万龙印装有限公司
经销　全国各地新华书店
书号　ISBN 978-7-5214-0151-6
定价　46.00 元

获取新书信息、投稿、为图书纠错，请扫码联系我们。

编委会

主 编◎程 凯

编 委◎秦 卓 王 婧 游 敏
吴娇娟 翟丽静 李昱颉
任 杰 王 桓

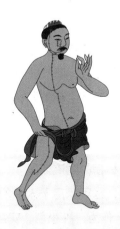

序

　　经络是在漫长的人类进化过程中，逐渐形成的人体自我诊疗的医学模型。它在长期大量的医学实践基础上，建立起体表与内脏、体表与体表之间的某种固定或规律性联系，是沟通内外的桥梁，具有网络周身气血的作用。经络就是我们身体内与生俱来的"母亲河"，使经络通畅，对患有疾病的机体来讲就是最好的治疗，对健康的机体来讲就是养生保健，经络的通畅与否影响着人的生存和健康，也是疾病形成和痊愈的重要影响因素。经络作为脏腑与体表的联系通路，在病理状态下可以传导病邪，反映病候，而穴位则是经络上特殊的点。因此通过穴位触诊的方法如压痛、过敏、肿胀、硬结等现象司外揣内，可以判断疾病的部位、范围、深浅及关联脏腑。并且我们也可以通过刺激相应的腧穴，来达到疏通经络、调节脏腑功能的目的。

　　随着当代社会环境和自然环境的快速变化，我们的身心都面临着很大的挑战，同时作息不规律、不健康饮食等不良生活习惯也损害着我们的健康，疲劳综合征、亚健康等病症正愈发普遍。各种慢性病和疑难杂症层出不穷，使得当今以科学标榜的主流西医学，也疲于应付。然而经络和穴位，既可运用于针灸临床治疗，也可以用于人们的日常养生保健中，它是我们人体随身携带的"智能医院"。作为一种绿色、安全、有效，并能够根据人体的状态自我平衡气血阴阳的纯物理疗法，在日常生活保健中，具有很大的推广价值。当身体某个部位出现不适症状时，我们只需找到相应穴位，并给予正确刺激，对于一些小的毛病则可以做到即刻显效；对于经年累月的慢性病，也能很好地缓解症状，改善病情，控制并发症。用生活中的例子形象比喻的话，经络就像一条条公交线路，而穴位就是一个个车站，想要到达某个地方，只要找对车站就可以了。

程氏针灸作为北京市非物质文化遗产项目，已有140余年的历史积淀和临床实践，通过对疾病机制的深刻认识和人体经络、穴性客观规律的挖掘，集成了以我的祖父国医大师程莘农院士的"经络诊断、穴性理论、三才针法"为核心学术思想。并将多年临床治疗心得，总结成实用、简便的程氏穴位养生经验。我曾先后在《养生堂》《万家灯火》等不同健康养生节目和不同场合的健康讲座中介绍了各种养生保健方法，并多次出版了养生书籍。此次，我们把多年出版的、深受广大读者喜欢的书籍分类整理为《经络养生操》《汉方养颜经》《穴位止痛》《饮食养生七律》《穴位养生①》《穴位养生②》，汇编成《百年程氏养生系列》丛书，系统地分类总结了程氏三代养生保健理念，提出了最简单有效的经络穴位养生方法，并毫无保留地献给读者大众，以冀造福社会。始于经络，阐释穴性，结合食疗与汉方，述中医之理，传承经典，发扬创新，让更多的人受益。

程　凯

2018 年 8 月

前 言

经络是什么？"经"的本义是"织物的纵线"，"络"的原意是"网络"，但中医里的"经络"，一百个人可能有一百种说法。有人说它是神经，有人认为它是体液，有人说它是能量，还有人说它是自身调节……几千年前的《黄帝内经》这样告诉我们，"经脉者，人之所以生，病之所以成，人之所以治，病之所以起"，它们"伏行分肉之间，深而不见"，它们"内属于腑脏，外络于肢节"，是人体气血的通道，影响着人的生存和健康，也是疾病形成和痊愈的重要因素。

经络是经脉和络脉的总称，有上下循行的十二正经和奇经八脉（带脉除外），也有横行无数的十五络脉和孙络、浮络，再加上十二经别、经筋和皮部，它们纵横交错，共同组成了庞大的经络系统，运行着人体的气血。

经络如同生命的江河湖泊，经脉像长江、黄河，络脉和浮络、孙络像支流和小溪，将气血输送到全身各处，贯穿上下，沟通内外。这些河流看似纷繁复杂，但其中河水的流动却是井然有序的。特别是十二正经，里面的气血从手太阴肺经开始，按照一定的次序，如环无端、周而复始地流注着。

经络有"营阴阳、行气血、决死生、处百病"的作用，具体而言是：联系脏腑，沟通内外；运行气血，协调机体；抗御病邪，反映病候；传导信息，调整功能。这些就是经络存在的价值。

联系脏腑，沟通内外：经脉按照上述流注次序把五脏六腑联系起来；络脉联系表里两经，沟通互为表里的脏腑；经筋、皮部联系筋骨和肌肉、皮肤。如果还有联系不到的地方，那就是浮络和孙络的责任了，它们负责串联细微的部分。瞧，人由内而外、从上到下是不是就被连成一个整体了？

运行气血，协调机体：既然经络是气血的通道，那里面流动的当然是气血了。气血是我们生命活动所需的最基本物质，各个器官都需要气血的"濡养"才能正常发挥功能。随着经络的循行，走到哪就把气血输送到哪，走到五官，眼睛就能看清东西、鼻子就能呼气、嘴就会说话；行到四肢，我们就能举手抬肩、弯腰伸腿。所以《灵枢·本脏》说："经脉者，所以行血气而营阴阳，濡筋骨，利关节者也。"

抗御病邪，反映病候：人体的屏障是卫气，经络带着卫气遍及周身。在体表，卫气充实于络脉，络脉散布于全身，密布于皮部。当外邪侵犯机体时，卫气首先发挥其抗御外邪、保卫机体的屏障作用。同样，如果屏障失守，这些经络中的气血就会发生变化，在体表出现结节、疼痛等症状，提醒我们身体生病了。

传导信息，调整功能：因为经络具有沟通人体脏腑器官、肢体官窍的作用，人体的各个组织器官，通过经络所运行的气血、传导的信息而进行沟通联络，对各脏腑形体官窍的功能活动进行调节，协调人体复杂的生理功能，维持阴阳的动态平衡。所以《灵枢·经脉》说："经脉者，所以决死生，处百病，调虚实。"也就是说，经脉，一方面可以反映疾病，对疾病进行诊断；另一方面，还可以调整身体的功能状态，对身体的疾病进行急性治疗。所以说，经脉传导信息、调整功能的作用，是中医针灸治疗理论的立足点。

经络是人体的生命之河，其中流淌着的河水向身体各个器官提供营养。即使今天我们依然不知道这些河道究竟是石头做的还是水泥砌的，但这并不妨碍我们用它们来防病、治病。

当今社会飞速发展，人们的生活日新月异，疾病的种类也在"与时俱进"。过去何曾听说过"鼠标手""电脑眼"？谁知道什么是白领病、文明病？谁又懂得疲劳综合征、亚健康是怎么回事？面对这些似是而非的疾病，西医学家利用手中精密的诊断仪器，把人体从皮肤到内脏，从器官到细胞，甚至连组成细胞的分子都看了个遍，结果却发现：各项指标一切正常！西医学家们困惑了，老百姓们疑惑了，明明身体已经很不舒服了，为什么还显示"正常"呢？用药吧，没人知道当各项指标正常时该吃什么药。

众里寻他千百度，蓦然回首，那人却在灯火阑珊处。中医文化流传千余年，人们只知道碰到疑难杂症找中医，却不知"治未病"才是医学的最高境界。中医的精髓——经络和穴位，是我们人体随身携带的"智能医院"，不仅可以诊断疾病，还能治疗疾病。"医院"里的"药"都分布在身体表面，不用花钱去买，也不分"医保"和"非医保"，使用方便，疗效显著。更重要的是，您不必担心会有不良反应。之所以称之为"智能医院"，是因为它们有双向调节机体的作用：实证可泻，虚者可补；高血压可降，低血压能升。

近年来，经络养生随着中医的复兴重新绽放光彩，它以中医经络理论为基础，通过各种方法刺激穴位，达到疏通经络、调和气血的目的，是公认的简便易行、快速见效、绿色自然而又没有痛苦的养生方法。在经历抗生素、激素不良反应泛滥的时代后，在癌症病人觉得放疗、化疗比疾病本身更加痛苦后，人们幡然醒悟、临渴掘井、斗而铸锥为时太晚，治病不如防病，养生的意义远大于治疗。经络通则气血和、五脏安，我们不奢望能"寿比彭祖八百春"，但至少要保有强健的体魄，全身心地投入到工作和生活中去！

在本书中，我们给大家介绍了九式自我按摩保健防病的方法，都是无须借助他人、他物就可以简单操作且效果显著的穴位按摩方法。当然，可能有些人觉得只用手按摩刺激的量较少，担心没效果，没关系，我们在每一章节的最后，都给大家介绍了一两种器械操作保健方法。如果大家不嫌麻烦，可以置买这些器械，学会操作、坚持保健。

程　凯
2018 年 5 月

目　录

第四式 揉膻中 调气机 / 051

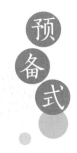

练过太极拳和气功的人都知道，这个姿势是很多功法的起势，为什么都选择这样一个姿势呢？其中究竟有什么奥秘呢？

《黄帝内经》曰："万物悉备，莫贵于人。"人是秉"天地之气"而生的，人和动物最大的差异就在于人能直立行走于天地之间。头顶天，通天气；脚踩地，接地气。**人体经脉除了围绕周身的带脉，其他经脉都是上下贯通的，挺身站立时，这些经脉的气血能顺势流动起来。**从手太阴肺经开始，途经手阳明大肠经等十个经脉，一直到足厥阴肝经，最后回到肺经，上下流淌，如环无端。

双脚张开与肩同宽，是为了让肩上的肩井穴和脚底的涌泉穴连成直线，遥相呼应。这又是为什么呢？人体的构造非常奇特，穴位的分布也很玄妙。人体肩上有一口井——肩井穴，脚下有一眼泉——涌泉穴，井中的水从何而来呢？要依靠足心涌泉的泉眼之水涌动上来。从"井"上可直接俯视到"泉水"，井水和泉水上下呼应，水能滋生万物，是生命的源泉。保持这一姿势的时候，想象着气血从肩井穴流到涌泉穴，顿觉脚下生出一股无形的力量，渐渐地贯通周身，形成一个完整而强大的气场。

气血开始畅通了，别急着做操，要先把掌心处的劳宫穴搓热了。劳宫穴位于人的手掌心，当中指屈曲握拳之时，中指尖点在掌心的位置，就是劳宫穴。劳宫穴具有清心安神之功，搓热掌心，一是能让气血得温加速运行，二是排除杂念、收敛心神。

好了，身体的气血都调动起来了，精神也集中了，经络养生操现在正式开始。

 附注

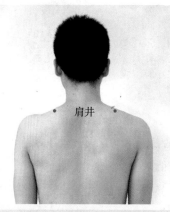

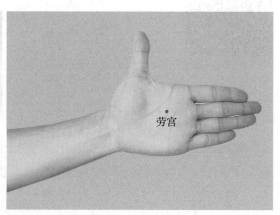

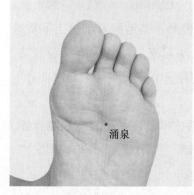

| 图 1 | 图 2 |
| 图 3 | |

肩井穴（图1）：位于大椎穴与肩峰连线的中点，肩部最高处。我们低头的时候脖子后面最高的一块骨头就是第七颈椎，它下面的凹陷就是大椎穴。肩峰就是肩膀最外侧的骨头端，它和大椎穴连线的中点就是肩井穴。

劳宫穴（图2）：手掌心，握拳时中指指尖所点的位置。

涌泉穴（图3）：位于脚掌中部靠前，脚底"人"字形纹路的凹陷中。

第一式

拿五经　防中风

🌿 找准位置

❖ 五经

人体头部分布着五条经脉，正中间一条是督脉，向两边依次是足太阳膀胱经和足少阳胆经。这里说的正中是以两个额角为端点的，其中点就是督脉的位置，在督脉和两额角的中点处是胆经，正中线和额角的中内三分之一交点是膀胱经的位置，我们拿五经的时候就是从此处开始的。

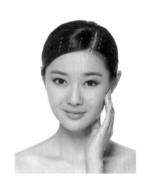

❖ 百会

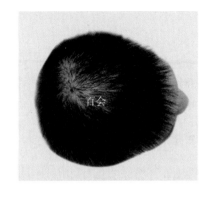

位于人体头部正中的督脉上，经络学上把从前发际到后发际一共分为12寸，百会穴位于距前发际5寸后发际7寸的地方，我们经常听中医讲的"前五后七"就是这个意思。如果简便取穴的话，可以把两个耳朵向内折起，两耳尖连线的中点就是百会穴，这个地方是个凹陷，稍微重按有酸胀感。

❖ 髓海

髓，是骨腔里的一种膏样的物质。"海"就是海洋，这里是聚集、汇合的意思。中医所说的"髓"包括脑髓、骨髓和脊髓，它们是由肾的真阴、真阳之气（也就是肾精）化生的，所以说"肾，主骨生髓"，但是这些"髓"最终汇聚的地方却是脑，所以又有"脑为髓海"之说。从作用上说，髓有养脑、充骨、化血的功效。如果出现髓海不足，就会引起大脑、骨骼和血液方面的疾病。例如儿童髓海不足，可见发育迟缓、智力低下、多动症等，而老年痴呆的发病原因也多是髓海不足，所以说我们的大脑正常与否，直接关系着身体素质和生活质量，马虎不得。

🌿 动作要领

一手五指张开（按自己习惯，左右手均可），呈鹰爪状，五指指尖立起，中指位于前发际头部正中的督脉线上，食指和无名指位于膀胱经线上，拇指与小指位于胆经线上。

从前发际开始，沿经脉循行线向头顶点按。先在前发际处用力点按，并轻轻揉动，揉动时心中默念"一、二、三"，做完三拍以后，五指稍用力下按并向前推移头皮。然后松开五指，向上移动 1cm 左右，再次将五指点下，如此反复，一直点揉到脑后高骨上缘，最后以指代梳，从前到后梳头。

步骤：

1　五指在前发际处顺时针点揉，中指点在督脉线上，余四指分别点在膀胱、胆经线上，揉一周为一拍，点揉三拍，第四拍的时候五指指腹稍用力下按，向前额方向推一下头皮。

2　手指向上移 1cm，方法同上，直至中指点揉到脑后枕骨隆起处。

3　以指代梳，从前发际梳到后发际，一次为一拍，共梳头四次。

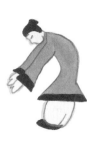

揉穴位的时候力度把握在能使局部出现酸胀感为度，如果遇到痛点，可加大力度、延长点揉的时间。最后向前推拿的时候要沉稳有力，指腹带动头皮移动。梳头时缓和有力，但注意不要扯下头发。点揉、梳头的时间、次数不限，建议大家最好在清晨醒来以后，就在床上先拿一次五经，然后再起床洗漱、吃饭、活动。

 ## 本式详解

◇天子头上敢放血

据说在唐朝的时候，有一次唐高宗得了头疼病，每天坐立不安，头昏目眩，连东西都看不清了。当时给高宗看病的大夫叫秦鸣鹤，精通针灸，他经过诊察认为是风气上逆所致，只要在头部刺血就能痊愈。但是武则天（当时还是皇后）一听，大发雷霆，天子的身体何其金贵，怎么能在头顶放血呢？真是该杀！但是高宗还是比较明智的，加上头疼目眩实在是难以忍受，就同意了刺血。秦鸣鹤于是在高宗的百会和脑户两个穴位上放了几滴血，放完之后高宗不仅觉得头疼好多了，而且"眼明矣"，连眼睛都跟着亮了。武则天这才放心，亲自把赏赐送给秦鸣鹤（出自《旧唐书》）。

❖ 头者，精明之府

为什么在头上放血不仅能缓解头痛，还有明目的作用呢？"府"在古代是国家收藏文书或财物的地方。《黄帝内经》云："头者，精明之府。"也就是说头是藏精、明的重要库房。那"精"和"明"是什么呢？我们现在都是这两个字连用，说某某人很精明，就是说这个人很干练、聪明的意思。

但在中医理论中，"精"和"明"是两个不同意义的词："精"有精气、精神的意思；"明"主要指眼睛。

中医里的"精"包括物质上的和精神上的两方面。物质的一面，是说"五脏六腑之精气，皆上升于头，以成七窍之用，故头为精明之府（张景岳）"。脏腑的精气有来自肾中的先天精气，还有后天饮食水谷化生的后天精气，两者都是气中的精华，上输到头脑去填充和濡养头面七窍和脑髓。所以说，头脑里蕴藏的都是精华中的精华、精品中的精品，需要受到十二分的重视和保护。另一方面，"精"还代表了人的精神，包括思维、意识、行为举止等活动。仔细想想，我们思考问题、处理事情的时候，是不是都要先动动"脑子"呢？

那"明"又是什么呢？其实就是我们的眼睛。因为人的眼睛是人感受光明的器官，所以称眼睛为"明"。《黄帝内经》云："夫精明者，所以视万物，别白黑，审短长。"这些都是眼睛的功能。有人要问了，我的眼睛是长在脸上，没有被藏在头里面啊？没错，我们在外看到的是一些实体的器官，**但是眼睛中的精华、神气，或者我们可以叫"眼神"，都是靠五脏六腑的精气来濡养的**。大家一定有这样的体会，当您精力旺盛、身体健康的时候，眼睛里一定是神采奕奕的；可是如果哪天觉得精神不好了，不妨照镜子看看自己的眼睛，一定是眼中无神、呆滞无华的。而且眼神还能反映一个人的年龄，年过四十，即使皮肤保养得再好，仔细观察观察眼神，也能看到其中的疲惫和倦怠，这都是因为脏腑的精气比起年轻的时候，已经空虚大半了，无力上注滋养眼睛了。

我们现在谈到"精明"的时候大多是夸某个人聪明能干。您想啊，一个人如果精气充足，自然思路清晰，反应敏捷；眼睛明亮，看东西清楚仔细，自然能明辨是非，这样的人想不精明都难吧。

❖ 头者，诸阳之会

阳，最初是古代哲学的名词，和"阴"是一组对立又统一的概念。阴阳的最初含义是表示阳光的向背，向日为阳，背日为阴，后来引申为代表温热的、上升的、光明的、兴奋的、功能的事物为阳，而具有这些特点的气就是阳气，具有温煦、推动、升腾和发散等作用；和阳相反的，代表寒冷、向下、阴暗、器质的事物为阴，有这些特点的气是阴气。

人体有十二条上下循行的最基本的经脉，我们通常称为十二正经。这十二条经脉中，手三阳经（手阳明大肠经、手太阳小肠经和手少阳三焦经）是从手循行到头的，而足三阳经（足阳明胃经、足太阳膀胱经和足少阳胆经）是从头向下循行的，**头部是这六条阳经的交会之处，所以说头为"诸阳之会"**。

另外，除了手足六阳经，足厥阴肝经本经、督脉、阳跷脉、阳维脉和其他阴经的经别（经筋）也都能到达头部，在头部相交会，形成一个错综复杂的经络网。据统计，在头面部共有 58 个穴位（不包括经外奇穴），其中两条或两条以上的交会穴多达 36 个。因此对头部的刺激如果得法，保持头部网络的畅通无阻，可以振奋全身的阳气，通调全身各条经脉的气血。

"头为诸阳之会"的另一层意思是说，头为清窍，是脏腑清阳之气汇聚的地方。头属于阳位，高高在上，需要依赖具有上升、温煦特点的阳气来充实滋养，容不得病邪的干扰和浊邪在此盘踞。只有人体阳气供养充足，才能够保持人精神意识的清晰、人活动能力的正常有序。如果阳气不足，清阳不能上达于头以充养脑髓，就会产生头晕、头疼、视物昏花，甚至会出现意识障碍。

正因为头面高高在上，阳气充足，所以宜寒不宜热。就拿"烦"这个汉字来说吧，现在一说"烦"大家都认为是心烦、急躁的意思，其实，"烦"最初是指"热头痛"（《说文解字》）。这是一个会意字，"页"的上面是"首"，下面是"人"（小篆字形），其实就是指人的头部，加上左边的"火"字，表示头边有火则发热头痛，头又热又痛，心情肯定也好不到哪去，所以后来引申为心情烦躁不舒。药王孙思邈在《千金要方》也早就说过："人头边勿安火炉，日久引火气，头重目赤，晴及鼻干。"头本来就处在最高的阳位，阳经、阳气都在此聚集，旁边再放个火炉，那不是"火上浇油"吗？**因此，古人总结出了"寒头暖足""冬日冻脑"的养生原则**。头是身体的至尊，不喜欢被盖住，所以晚上不要蒙头睡觉，否则既妨碍正常呼吸，又会使头部温度过高而发"头痛"。即使在寒冷的冬天，其他地方都要包裹在厚厚的衣服里，只有头面依然暴露在外，不畏寒风。还有，冬天坚持用冷水洗脸能预防感冒，这也是"寒头"保健的最佳体现。而现代也有研究显示，适当降低头部温度能帮助睡眠，曾有人试用一种比头部温度低10℃的枕头，发现可以使人提前入睡，并能帮助提高睡眠质量。

❖ 百脉会于颠

不知道大家还记得《天龙八部》里那个藏经阁的扫地僧吗？虽然他不是故事的主角，却是书中数一数二的高手，举手投足之间就轻易化解了萧远山、慕容博两家的血海深仇，而当时他就是在他们头顶一拍，两人顿时倒地，不省人事。其实这位神僧拍的就是两人头顶的百会穴。在很多武侠小说里，百会穴都是很重要的穴位，甚至被称为"死穴"，一旦此穴遭到重击，任你武功再高，也是在劫难逃。

百会穴最早见于《针灸甲乙经》，在头顶中心，属于督脉的穴位，是头部也是人体的最高点，直接上承天气。百，数量词，多之意。会，交会也。不仅手足三阳经及督脉的阳气在此交会，其他各经上传的阳气也都交会于此，所以叫百会，也称为"三阳五会穴"。三阳指的是足太阳、手少阳和足少阳经。虽然经络的原文中除了足太阳经明确说出了"上额，交颠"，其他几条经脉并没有直接说明过颠顶，但根据考证，足少阳之筋有"交颠上"，手少阳经别中有"指天，别于颠"。经筋是附属于十二正经的筋膜系统，是经脉经气在人体四肢百骸、骨骼筋肉之间运行的另一径路，而经别是从正经别出的、沟通表里两经并加强经脉与脏腑联系的另一经脉系统。所以总的来说，百会就是这三条阳经的交会之处。而五会，一方面"五"是除了三阳经外，还有督脉和肝经上达颠顶，五条经脉皆会聚在此；另一方面，"五"还有多的意思，和百会的意思一样。清代医家叶茶山在《采艾编》里提及"三阳五会，五之为言百也"，意思是百脉于此交会。

> 清朝时候有个名医叫黄子厚，是江西人，他邻县住着个富翁，不知为什么经常腹泻，很多年都没治好，就派人去请黄子厚，可是治疗了十几天，效果并不明显。黄子厚觉得很是惭愧，于是告辞回家。但是他并没有放弃这个病人，每天在家查阅古籍，寻找治疗方案。有一天他翻看《易经》，读到乾卦"天行健"的时候，脑海中突然灵光一现，悟出了富翁的病因：天上的气如果运行不畅，那地上的气就无法升腾。那个富翁的病，应该是气不上举造成的。黄子厚重新去富翁家治疗，在百会穴上灸了三四十壮，果然止住了泄泻。

为什么艾灸百会就能止泻呢？大家还记得中学做实验用的毛细吸管吗？把吸管放在水里，由于两端气压存在压差，水就被慢慢吸入管中，然后把吸管竖起来，用手指顶住上面的管口，水并不会流出来。但是一旦放开手指，水就全流下来了。**百会穴居于人体的至高之处，主人体一身之气，如果它的气机运行不正常的话，阳气会因之下脱，就像我们放开手指，吸管里的水一定会流出来一样，在人体而言就是发生腹泻。**灸百会能使人体颠顶之气运行正常，属土的脾胃之气也就随之上升，水液得到固摄，泄泻自然止住了。可见，自然之理即人体之理。

除了止泻，凡是气机下陷的疾病，如脱肛、痔疮、子宫脱垂等都可以用灸百会来治疗。所谓"天行健"，阳气生生不息，人体自然健康无病。

百会是督脉的大穴，和众经脉交会在颠顶，不仅为阳气聚集之处，还可以交通阴阳，调节全身气机，能治百病。所以《针灸资生经》说："百会百病皆生，人身有四穴最急应，四百四病皆能治之，百会盖一也。"现代研究，百会所处部位独特，经络联系广泛，一方面是能调节大脑中枢神经系统，另一方面可以改善血管痉挛状态和加快血液循环，促进新陈代谢，提高机体免疫力。

❖ 脑为髓海

脑为诸髓之会，来源于肾精和后天水谷精微。肾藏精可以生髓，肾精充盛，则髓海得以充养，脑也能发挥正常的生理功能。髓为五液之一，津液都是来自饮食水谷，所以髓的充养还要得益于后天水谷精微的化生。

人的五脏精华之血、六腑清阳之气，都要上输于脑，而生精神、意识、思维、记忆、感知等功能。脑中气血失调，髓海失养，则导致智力下降、精神涣散、思维不清、感知不明。《本草备要》中就明确提出："人之记性，皆在脑中。小儿善忘者，脑未满也。老人健忘者，脑减空也。凡人外见一物，必有一形影留于脑中。"您瞧，古人就已经对记忆有了清楚的认识，人看见了什么，就会在大脑中留下一个影子，储存在信息库中。如果脑髓不足，这些影子就会逐渐模糊甚至消失，也就是我们常说的"忘事"。这也说明了人的记忆功能的确在脑中，像老年痴呆症和健忘症都是由于年纪大了，气血阴阳不足、脑髓空虚而导致的好忘事和智力下降。

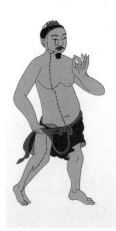

我前两年医治过一个小女孩，是脑膜炎后遗症导致的说话不利，并且记忆力消失，以前学的功课也都忘了。来到我们门诊后，经过中医辨证属于大脑受损后导致髓海失养，我开始是给她扎体针，就是普通的扎针，但是孩子很不配合，总是打骂甚至咬人。后来我就用梅花针代替，一方面减少了孩子的痛苦，增加其配合度；另一方面梅花针叩刺，能充分促进头部血液循环。经过一个月的治疗，小女孩已经可以继续上学了，孩子的父母十分高兴。后来接着治疗了一段时间，现在孩子的各项指标包括脑电图都已经恢复正常了。

大脑是人体新陈代谢最活跃的器官，重量虽然只占体重的五十分之一，但是耗氧量却占了四分之一，血流量占心脏排血量的五分之一。而且，大脑比其他器官都要脆弱，容易受损。停止供血十几秒，就会神志昏迷；停止供血几分钟，脑细胞就会受破坏。所以要想大脑保持最佳状态，不仅要有充足的营养、丰富的刺激，而且还要学会合理用脑。

四海理论

中医理论中，人体有四海，除了我们这里介绍的"髓海"之外，还有血海（冲脉）、气海（膻中）和水谷之海（胃）。人体有十二经脉，其中运行的气血被称为经水，就像江河湖泊的水一样，最后要流入大海。经脉中的这些经水最终也要有会聚的地方，什么地方呢？也是大海，即气海、髓海、血海和水谷之海。这就是《黄帝内经》中岐伯和黄帝的一段对话："岐伯答曰……经水者，皆注于海。海有东西南北，命曰四海。黄帝曰：以人应之奈何？岐伯曰：人有髓海，有血海，有气海，有水谷之海，凡此四者，以应四海也。"

膻中是宗气的发源地。宗气，包括肺从自然界吸入的清气和饮食化生的水谷精气，两者相互结合而生成。功能上，一是可以进行语言、声音、呼吸，二是运行气血、维持肢体寒温等，所以《黄帝内经》云："宗气积于胸中，出于喉咙，贯心脉而行呼吸，故膻中为气之海。"临床上很多和气有关的疾病，治疗上都少不了用到膻中这个穴位，例如胸闷、气短不舒等，后面专门有一节操要用到膻中穴，我们会给大家详细论述。

胃为水谷之海。人吃的饮食经过食道后首先要进入胃，经过胃的受纳、腐熟，再向下传导。"受纳"是指接受和容纳饮食，胃的容量比较大，这是它被称为"水谷之海"的一个方面；"腐熟"是指对饮食物进行初步地消化，把食物变成食糜，再和脾相互配合，把一部分水谷精微化成气血津液，以滋养全身，一部分继续下传小肠。这些过程需要胃和脾相互配合，脾升胃降，把精微物质散布到全身，清者升，浊者降。这"降浊"是胃的主要功能，胃气通降，才能不断地接受、容纳，水谷精微才能不断化生气血，四肢九窍、五脏六腑才能维持正常的生理活动。胃为水谷之海，强调的是脾胃运化水谷、化生气血，为人体后天之本的功能。大家不妨仔细想想，不管一个人病得多重，只要他还能吃下饭去，那就有希望治愈，否则就难了，所以古人常说："有胃气则生，无胃气则死。"

冲为血海，也是十二经脉之海。冲脉起于少腹，有向身前走行的分支，也有循行身后的分支，上至口唇，下达脚趾，联系带脉，注于少阴，合于阳明、太阳，贯穿全身，调节十二经脉的气血。虽然血属于冲脉所管辖，但由于心主血脉、肝藏血、脾统血，临床上很多和血相关的疾病都少不了心、肝和脾的参与，尤其是月经病，除了调理冲任，还要配合心经、肝经和脾经的穴位来治疗。

人有四海，对应天下四海，经脉气血运行最终都要归入大海，髓海位于高高在上的头部，气海位于胸部，水谷之海在上腹，血海在下腹，但是水谷之海是其他三海的源泉，气、血、髓海都离不开先天精气和后天的水谷精微，四海相互调节、相互为用，共同主持全身气血津液，维持人体生命活动。《黄帝内经》专门设《海论》一章，就是告诉世人这四海和人体的密切关系，四海有余和不足，都会直接引起人体脏腑、经脉的异常。临床诊治疾病时要了解它们的正常状态和异常情况，不足的要补虚，有余了要泻实，所谓"知调者利，不知调者害"。

❖ 手指梳头效果好

中医推拿属于古代医疗方法中的"按跷"，"按，谓抑按皮肉；跷，谓捷举手足"，不仅包括在体表进行按摩，还包括了举手投足等肢体动作。推拿可以起到放松肌肉、活动关节的作用，使人精神振奋、消除疲劳，是防病治病、强身健体的重要手段。

拿法是按摩手法的一种，是以拇指和其他四指相对成钳状，对操作的部位进行相对用力，向上提捏软组织的方法。古人概括为"捏而提起谓之拿"，例如拿肩井、拿风池、拿足三里等。**我们这式由于是在头皮上操作，**

无法提捏肌肉，但点揉完需要推移一下头皮，所以也属于一种拿法，称为"拿五经"。这种方法有通经活络、散寒祛邪、理气活血等功效。

拿五经在平时也能操作。例如每日清晨起床后对镜操作，可疏通头部经脉、清头明目、安神醒脑，不仅可以收到预防中风的效果，还可以使头脑清醒，从容应对一天的工作。在其他时间亦可随时拿拿五经，时间可长可短，可以迅速缓解疲劳，使头脑清醒。

古代有一种"神仙洗头法"，记载于《焦氏类林》："冬至夜子时，梳头一千二百次，以赞阳气，经岁五脏流通。"也就是每年的冬至那天晚上十二点，用手梳头一千多次，能够使五脏气血通畅一整年。冬至子时是一年中阴气最盛的时候，也是阴阳转化的时候，头为诸阳之会，梳头千余次，能振奋全身阳气，保证来年的阳气充足。现在我们听上去确实有些神奇，但是常梳头的好处可是古今中外很多人都证实了的。唐代药王孙思邈活了一百多岁，其中一个秘诀就是"发宜常梳"，将手掌互搓 36 下令掌心发热，然后由前额开始扫上去，经后脑扫回颈部，早晚做 10 次，能使人"身体悦泽，面色光辉，鬓毛润泽，耳目精明，令人事美，气力强健，百病皆去"。

据说清朝慈禧太后晚年经常脱发。即使年纪大了，但是后宫的女人哪有不爱美的，这位老佛爷看着自己的一头青丝大把大把地脱落，又是心疼又是气愤，常常因为这事大发雷霆。后来总管太监李莲英就想出了个法子，在给慈禧梳头的时候先将手指插入头发中，自前向后反复按摩头皮，而后再用梳子梳理头发，想是小李子心灵手巧、功夫到家，慈禧直到垂暮之年依然是满头乌发，风采不减当年，其中固然是保养有道，但每天的梳头按摩也是功不可没的。

其实，无论是神仙洗头还是慈禧梳头，从本质上说，和我们这节拿五经的道理是一样的，长期坚持，能通络活血、滋发润发、健脑提神，这不仅是古人的养生秘方，也是现代人保健不可缺少的方法。

程氏砭梳梳头法

神奇的砭石

《黄帝内经》记载，中医疗法包括砭石、毒药、灸焫、微针和导引按跷五种，砭石疗法为五医之首。砭，《说文解字》解释为"以石刺病也"，我们可以认为砭石疗法就是用石制的工具来进行医疗保健。

砭石疗法产生于遥远的石器时代，人们患病后随手抓起一块石头在患处刮、刺或擦，发现痛处竟能缓解。之后经过多次的验证，先民逐渐发现，一些特殊的石头可以治疗疾病，于是制造了各种治病的石器，最后总结出了用砭石治病的方法。但是不是任何石头都能作为砭石来治病的，现在很多人都认为针刺、艾灸的起源都是砭石，不能说没有道理。因为古代确实有用石头刺破皮肤出血治病的，类似于现在的针刺放血疗法。也有用温热的石头来热敷患处治病的，和艾灸功效相似。但作为五医之一的砭石疗法，显然是不同于这两种疗法的。据考证，砭术最鼎盛的时期是在石器时代晚期，那时候社会上到处都是用石头制成的工具，作为治疗工具的砭石自然也跟着发展到了巅峰。但是冶金技术的发展使得铜器、铁器等金属器具代替了石器，石器开始走向没落。到东汉的时候，砭石疗法就基本失传了，失传的另一个原因就是自东汉以后，人们找不到可以制作砭具的好石头了，所谓巧妇难为无米之炊，没有了工具，方法再好也无法流传。

看到这，您可能要问了，砭石没有失传啊，现在市场上不是有很多砭石制的东西吗？如砭石梳子、砭石手链、砭石刮痧板、砭石项链等。没错，那是因为 20 世纪 90 年代的时候，人们在山东西南地区发现一种叫"泗滨浮石"的岩石，它在成分和作用上与古代砭石有很多相似之处，于是人们将这些岩石制成了各种医疗保健用品，就是我们现在说的"砭石"。它具有这些作用：温助阳气，疏通经络；逐寒祛湿，祛瘀止痛；潜阳安神，止悸定惊等。

我国最早的历史文献《尚书》中记载了名为"泗滨浮磬"的一种贡品，就是用泗滨浮石制成的，而且被当时称为"天下第一石"。看过和用过砭石的人可能都知道，砭石一般都是黑乎乎的，看上去没什么观赏价值，怎么会成为贡品呢？首先，这个"磬"是上古时候人们用来祭祀的法器，而且只有声音清正的磬才能起到祭祀的作用，泗滨浮磬正是符合了这一要求。其次，当时进贡的泗滨浮磬可不是我们现在看到的黑色，而是灰褐色略带黄斑的有玉质感的石头，《尚书》中记载为"本色玄黄、天地气交"之物。您瞧，这玄黄色的石头在古代可是帝王的专用之物，加上古人不懂地球之外还有星球，认为这是天地之气相交的产物，所以从心底就对这块石头生出了崇拜之心。作为一统天下的帝王，当然要把它据为己有了。在我们熟悉的扁鹊起死回生的故事里，扁鹊刺百会就是用的砭石，神医用神石刺激神穴，虢国太子焉有不醒之理。

泗滨浮磬

对于泗滨浮石的出现，据有关科学家考证，相传在 6500 万年以前，宇宙间的一颗陨星撞向了地球上山东西南部泗水地区，爆炸后，大地表面的岩层被炸起飞入空中，在高温、高压、等离子体等环境中和大量的金属元素、微量元素相互渗透、交融后，散落于山体表面，形成了一种特殊的浮石。但是由于当时生产力比较低下，加上"泗滨浮磬"是被作为贡品生产的，所以用这种石头作为医疗工具一直都没能大规模展开。直到 1987 年，在山东的一个古墓中发现了几块形状规整的黑色石片，经鉴定就是周代的编磬。山东的一位音乐老师几经周折，终于在泗水流域找到了和出土的编磬完全一样的石材，就是泗滨浮石。**后经大量的科研与临床试验，国家有关权威部门检测，医学界专家认定：泗滨浮石是制磬的石材，也是制砭的最佳石料。**从此以后，被历史尘封多年的古砭术，才又重现人间，大放异彩。

砭石中含有 40 多种有益于人体的微量元素和矿物质，包括人体所必需的钙、镁、锌、铬、锶、硒等 20 多种抗衰老元素，是制作医疗器械的上品。从现代研究来看，砭石对人体的作用主要是通过超声波来实现的，使细胞出现微小运动，改变病变细胞的状态，直接对病灶进行治疗和保健，从而取得内服药所不能达到的效果。具体到脏腑，这些超声波可增加胃肠道蠕动和胃肠分泌；可扩张心脏的冠状动脉，改善心肌的血氧供应；可扩张肾脏的血管，增加肾脏血流量。另外，砭石还能产生红外效应，和人体自身发出的红外波谱峰值是一致的，有利于人体的吸收，有消炎、杀菌、镇痛的功效。

砭　梳

砭梳是用砭石制成的梳子。普通梳子齿密而尖锐，这样的梳子用来打理头发还不错，但是，由于过密的梳齿，会在梳头的时候对头发进行牵拉，损伤头发，而尖锐的齿头则会对头皮造成损伤。

所以从健康角度来选择梳子的话，需要选择材质软硬合适、梳齿疏密合适、齿头圆润光滑的梳子。比较好的梳子是用玉石、牛角、桃木等做成的。

在这里，我们给大家推荐砭石制作的梳子，其梳齿稀疏、齿头圆润，不会对头发造成损伤，同时也不会因过于尖锐而损伤头皮。

每天用砭梳梳头可以通畅头部各条经络，加速气血运行，改善头脑缺血缺氧状态，对失眠多梦及各种头痛、偏头痛有很好的疗效，同时用砭梳梳头能润发黑发，长期坚持还能促进头发的生长，对脱发、白发有一定的改善作用。 另外，砭石制成的砭梳还有独特的感应增温效应，这种砭石性质温润，在与人体接触的时候可以温补体内的阳气。有人做过实验，把砭石固定在距体表 5cm 以内，可在半小时内引起所在部位的体表温度上升 0.5℃ ~2℃，对气血亏耗、筋脉不荣导致的疾病有良好的治疗作用。

但是您要注意一点，就是由于砭石梳子价值比较高，所以现在市场上有很多伪劣假冒产品，所以大家在选购的时候一定要认真选择，最好选有专业机构认证过的产品。

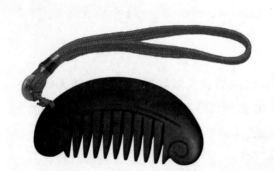

说起梳头，您可能要嗤之以鼻了，梳头谁不会啊，每天都要梳头呢。其实，真正会梳

头的人还真是不多，也许是时间原因，也许是方法不对，总会存在这样那样的问题，正确的梳头方法是什么呢？

正确梳头防中风

（1）梳头的时机

中医养生最讲究"天人相应"了，所以在梳头的时候如果注意时间和健康的关系，就能起到事半功倍的效果。

这是宋代文豪苏东坡所推崇的办法。苏轼不仅仅是一位文学家，还是一位杰出的医药学家。他8岁时就拜张易简为师，主精内科、养生学、气功、吐纳引导之术。他主张"梳头百余梳，散头卧，熟寝至明"。睡前反复梳理头发，通过对神庭、百会等穴位的反复刺激，可使烦躁、抑郁逐渐消退、思维稳定，能起一定的催眠作用。

黄昏梳头

晨起梳头

早晨起来的第一件事是什么？

《养生论》曰："春三月，每朝梳头一二百下，寿自高。"说明了春天勤梳头对养生具有特别的意义。春天是万物萌生、成长的季节，人体也在顺应自然的特点，阳气逐渐升发，表现为毛孔开放，循环系统功能增强，新陈代谢加速。此时，养生的要点就是要顺应天时，顺应生理，使肢体舒展，气血流畅。如每天梳理自己头发，尽管只是"举手之劳"，却能开郁行滞、疏理气血、通达阳气。

一天之中早晨为阳气升发之时，此时梳头可以预防中风、促进中风后遗症的康复。脑溢血或脑血栓引起的瘫痪、肢体麻木、反应迟钝、记忆衰退、失语、嘴歪眼斜、大小便失禁等后遗症的患者，若能长期坚持通过神庭、百会、上星、风池等穴位的梳理，对以上症状都可起到缓解和治疗作用。

（2）防治中风的梳头方式

梳头时应该从发根梳到发尾，正确的梳头方法是先从头顶顺着头发生长的方向往下梳，然后俯身向下，从后颈发根部位向下梳。

梳头时，力度不能太轻，也不能过重。太轻不能起到刺激穴位的作用，过重又会使头皮受损。力度要适中，由轻到重，由慢到快，使头皮产生微热为好。

如果是干性头发，梳的时候可以稍微用些力。头发是油性的，梳的时候用力越少越好，因为如果用力太多，会刺激皮脂增加分泌。

有研究表明，发丝不宜受到过分的摩擦，梳头次数太多，会过分刺激头皮，甚至会损害头皮，因此梳头次数每次不要超过 50 次。

很多人认为头发湿了才好梳，其实水分会令头发的蛋白质结构松散，发质会比平时更脆弱，此时若大力梳理会给发丝和毛囊造成伤害。

第二式

擦风穴　防风邪

🍃 找准位置

❖ 翳风穴

在耳垂后，乳突与下颌骨之间凹陷处，按压的时候如果有酸、重、麻的感觉向耳内扩散，那这个地方就是翳风穴的位置。

翳风，"翳"原意是用羽毛做的华盖，引申为遮掩的意思。"风"指的是致病的风邪。从穴位位置上来说，古人认为，两个耳朵像羽毛一样在前面遮掩，后面有像屏风一样的完骨（乳突）阻挡，下面又有下颌骨来保护，既能遮挡住风邪，一旦风邪侵袭，还能刺激本处来祛除风邪，所以取名"翳风"。

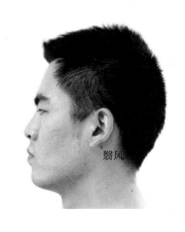

翳风

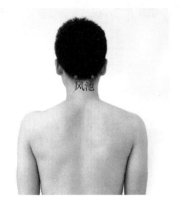

风池

❖ 风池穴

在项部，后发际之上，枕骨之下，胸锁乳突肌与斜方肌上端之间的凹陷处。如果用手从脖子后面的两条肌肉推向后发际，入后发际1寸的地方会发现有两处凹陷，重按之有酸胀感直入脑中，这就是风池穴的位置。

风池，"池"在古代专指护城河，就是围绕在城墙之外的那圈有防卫作用的水路。当然，称作池也形容这里是一个明显的凹陷。风池的作用就像是一道护城河，保护着在城内的头脑不受风邪入侵。

❖ 风府穴

后发际正中直上一寸。枕外隆凸直下，两侧斜方肌之间凹陷中。我们用手从脖子后正中线向上推，一直推到脑后高骨下方的凹陷处，重按会有酸胀感，此处即是风府穴。

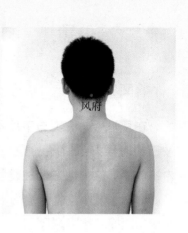

风府

风府，"风"是指风邪。"府"最初是古人收藏文书和财物的地方，是比较重要的宅子。我们上面把风池比喻成"护城河"，那风府就是"城池"。风邪致病，首先侵犯翳风穴，之后跨过护城河，进入城池，本穴在脑后正中线上，统领着其他几个风穴，是治疗风邪致病的主要穴位。

❖ 三道防风墙

翳风是排头兵——风邪入侵的时候，首先从翳风穴进入。点揉翳风看其疼痛程度，就可以判断风邪是否侵袭身体。按摩此穴感到痛的话，就得多按摩直到穴区局部发红。

风池是护城河——当风邪冲破第一道关卡后，人就会有一点外感症状了，如头痛、头晕、颈部紧张不适等，记着要点揉风池穴，同时注意喝水、休息，并适当吃点姜汤驱寒，守住城外这道"护城河"。

风府是禁卫军——如果第二道防线失守，风邪就会直达最后的一道防线，这便是风府穴。虽然兵力少，及时按摩还是能帮助抵御风寒的。

🍃 动作要领

双手四指并拢，先分别按揉翳风、风池、风府穴，再回到翳风穴，依照翳风穴→风池穴→风府穴的顺序，推擦脖子后面，使颈后部发热。

步骤：

1 双手食指和中指放在耳垂后，点揉翳风穴，顺时针和逆时针各揉 1 分钟，直到有酸胀感向耳内传导为止。

2 手指移到脑后风池穴点揉，方法同上，酸胀感向脑内传导为佳。

3 再移到中间风府穴，双手中指重叠，点揉风府穴，方法同上。

4 双手四指并拢，回到翳风穴，按翳风穴→风池穴→风府穴的顺序，两手相对推擦，再沿原路返回，如此重复 10 次，直到颈后部发热。

点揉三风穴的时候用力的方向是向内的，使酸胀感直传入耳中和脑中。推擦的时候用力要平稳、均匀一致，直到颈后部发热。

🍃 本式详解

❖ 开、阖、枢

（1）少阳为枢

翳风穴是手足少阳的交会穴，风池穴是足少阳经的本穴，所以这两个穴直通少阳经的气血，能调整少阳经的功能。《黄帝内经》云："**太阳为开，阳明为阖，少阳为枢**。""枢"的原意是门的转轴，这里可以看作枢纽的意思。为什么说少阳是枢纽呢？

首先，从经脉循行的位置来说，手少阳经路线在手臂背面，在手太阳和手阳明中间循行；足少阳经在人体侧面，行于足太阳和足阳明之间，阳经中太阳主表，阳明主里，故少阳主表里之间，一般称为半表半里。少阳为人体全身阳气的出入之枢，控制着阳气的出入。**无论是太阳的"开"，还是阳明的"阖"，都要依赖于枢纽少阳的作用**，犹如门板的开合有赖于门轴的道理，所以少阳作为枢纽控制着人体气机的运行，是阳气运转的支点。

其次，医圣张仲景创六经辨证，揭示了外感疾病的传变规律，其次序为：太阳→阳明→少阳→太阴→厥阴→少阴。在这个过程中，最外面是太阳，最里面是少阴，少阳外邻二阳，内贴三阴，处于阴阳的表里之间，这个半表半里指的是阳和阴的连接之处，**所以"少阳为枢"的另一个意思，就是在外感疾病"传变"的时候，少阳处于邪气出入表里之间的位置**。在中医学上，这个时候要用"和解少阳"的方法，代表方剂是小柴胡汤。

第三，"少阳"的"少"是小、初的意思。《黄帝内经》云："一阳者，少阳也。"王冰注释为"阳气未大，故曰少阳"。意思是，少阳就是初生的小小阳气，虽不旺盛，却也是生命活力的生发之本。从这个意义上说，**少阳是人体之气由阴转阳的地方，此时初生的阳气在表里之间，可出可入，故为枢纽**。

我们知道每天的十二个时辰都有不同的经脉在值班，手少阳三焦经是在亥时（就是21：00~23：00）、足少阳胆经是在子时（23：00~1：00）当令，这个时候是一天阴气最盛的时候，所谓物极必反，阴极而生阳，在亥时接近尾声，阳气就已经开始微微生发了。到了子时，阳气就像一粒种子，刚刚长出小芽，古人叫这个过程为"一阳来复"。古代养生家常在这时候练功养生，吸收天地精气，来保护刚出生的阳气。现在的我们就算不会练功，至少可以保证子时入睡吧。我们人体的各项功能和活动，都是要靠阳气来作为动力的。子时不好好休息，阳气这个小芽被扼杀了，动力没有了，第二天拿什么去工作和生活啊。

不知道大家在当学生的时候最痛苦的是什么？我想最难熬的应该是夏

天下午上课了。烈日炎炎，似乎午休时间无论多长都睡不够，到了下午上课的时候想睡觉又不敢睡。作为老师，每当看到台下学生们惺忪的睡眼，更是显得无奈。好在我还是名中医师，所以我经常告诉同学们，如果困了不妨用手指压压翳风穴，便可振奋阳气。通过少阳经这个"中间人"，通畅整个阳经的气血，达到通窍醒神的目的。

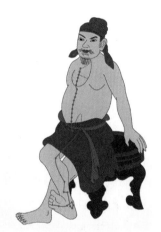

我有一个朋友，只有40多岁，但是已经有4年多的耳鸣史了。近一个月发现自己右耳的听力越来越差，由于不方便去门诊看病，我只能选择其他办法。我让他用手指按压两侧的翳风穴和耳前的纵行凹陷，按揉的时候要求有温热的感觉传导到耳朵里。过了10多天，他给我打电话说耳朵里的鸣音小了很多，听力也有所恢复，我让他继续按摩。直到有一天，他兴冲冲地来到我的门诊部，说是前一天正在按摩的时候，忽然耳朵里一声轰响，之后听力就恢复正常了，耳鸣也消失了。他觉得很神奇，第二天马上跑来问我原因。

其实这样的病例在临床上并不少见，一般耳鸣多认为是肾的病变。因为在中医里"肾开窍于耳"，但是我的这位朋友年纪较轻，肾虚的可能性不大，而且从位置上讲翳风穴就在耳后，是治疗耳鸣的要穴，加上又是手足少阳经的交会穴，这位朋友的耳鸣应该是少阳经气不通引起的。他所说的耳中突然轰响就是少阳经通畅的表现，枢纽通了，气血运行正常了，耳鸣自然也就消失了。

（2）开阖枢理论

《黄帝内经》是第一个提出阴阳开阖理论的，《素问》中说道："**三阳之离合也，太阳为开，阳明为阖，少阳为枢……三阴之离合也，太阴为开，厥阴为阖，少阴为枢。**"

中医学认为人体的生命活动都表现为阴阳气的升降出入，那气机的变化用什么来描述呢？古人最擅长的就是取类比象，把生动形象的自然万物名称赋予晦涩难懂的中医理论，不信您看看经络穴位的命名，风池、风府、血海等，哪个不和大自然息息相关？这是古人智慧的结晶，也是我们今人应该学习的。气的运动因为有升有降、有进有出，于是聪明的古人就想到了能开能关的门，把门户理论引入中医学，来描述气的升降出入。

开、阖、枢三个字的本义都是和门相关的。开，最初的意思是指门闩和顶门闩的木头，门闩张开，门才能被打开；阖，本义是指门扇，古时候的门都是两个门板，门板对在一起，门就被关上了，后来引申为覆盖闭藏的意思；枢，就是指门的转轴，无论门开还是关都要靠门轴的转动来实现。所以门闩、门扇和门轴三个部分结构的完整和功能的协调是保证门户正常开闭的基本条件。

那人体是怎么开关门户的呢？我们就拿阳气的运动来说吧。"太阳为开"，是说阳气的门打开了，阳气被逐渐释放出来。就像春天的时候，自然界的万物开始生长发育，对应到人体，就是体内的脏腑开始发挥作用。不过阳气的释放不是无限的，到了一定程度就开始减弱，否则都释放出来了，体内没有阳气，人也就没法活了。"阳明为阖"就是指在阳气出去的差不多时，属于阳明的经脉和脏腑就开始关门了，保存实力，为下一轮的释放做好准备。在这一开一合之间，少阳起到了枢纽的作用，一方面帮助太阳向外宣发阳气，一方面也协助阳明蓄积能量，游行上下内外，成为阳气布散转输的枢纽。

开、阖、枢功能正常，人体才健康无病。若三者功能失调，必然会引发各种疾病。以经脉为例，"太阳为开"，实际上是指手太阳小肠经和足太阳膀胱经具有将阳气和津液向上布散的功能，一直外达于皮肤毛孔，向下通于膀胱。如果太阳经开得不顺利，手足太阳经宣发阳气、输布津液的功能受损，结果会出现发热、恶寒、无汗或汗多，在下会出现小便癃闭或尿频等症状。同样，阳明阖如果失常，就会出现胃肠（手阳明大肠经和足阳明胃经）功能紊乱，引起呕吐、呃逆、泄泻或便秘等症状。而少阳枢机不利，实际上就是三焦和胆的功能失常，一般表现为寒热往来、脘腹胀满或泛酸、嗳气、耳鸣等气机上逆的症状。

❖ 天灾降临——风邪来袭

（1）高颠之上，惟风可到

北京的春天向来以风大出名，有一次我正准备出诊，一个 50 多岁的妇女戴着头巾，捂着右边的脑袋就进来了。原来她前两天感冒了，今天被风一吹，右侧头胀痛得厉害，根本无法工作，就直接从单位来到我的门诊。我察看了她的舌苔、脉象后，在两侧风池和右侧头部的痛点上扎了针，留针 15 分钟后取针，患者说感觉好多了，头不那么胀了。我又嘱咐她回家经常按揉风池穴，第三天随访的时候她说头痛的症状已经完全消失了。这个病例就属于风邪直接入侵经络导致的"不通则痛"，侧头痛属于少阳头痛，祛风当然要选少阳经的风池穴了。

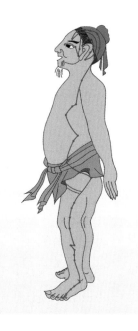

中医认为风邪属于阳邪，**性子轻扬升散，具有升发、向上、向外的特点**。风邪伤人，首先伤及上部。反过来，头面在人体的最高处，也只有风邪才能到达，中医有句话叫作"**高颠之上，惟风可到**"，这是阳邪侵袭阳位的表现，反过来也是指导用穴用药的原则。大家想想，我们感受风寒的时候是不是一般最先表现出来的就是头痛、眼干、鼻塞等症状？治疗的时候首先考虑的就是祛风，如果是吃药，就需要用川芎、防风、柴胡等祛风散邪的药物；如果针刺，就得选我们这里讲的翳风、风池等穴来祛风外出。

风邪喜欢侵袭上位，但是很少单独为病。在外感六淫邪气里，风邪可以算是个头儿，常常拉帮结伙，或是叫上寒邪合成风寒，或是拉上热邪合成风热，合于火为风火，夹湿为风湿，形成复合病因，**所以也称"风为百病之长"**。所谓"擒贼先擒王"，我们选的这三个穴位名称里都有一个"风"字，显而易见都是可以祛除风邪的。清除了土匪头子，下面的小喽啰没有了靠山，只能乖乖地束手就擒。

　　大家对华佗和曹操这两位人物一定不陌生吧。曹操是三国时代的枭雄，雄才大略，但是性格复杂且多疑。曹操有个头风症，发作起来头就像要裂开一样，十分痛苦，经过多方治疗无效。后来听说当时有个名医叫华佗，有起死回生的本事，而且还是自己的老乡，于是曹操就派人把华佗召来给他看病。华佗经过查看，认为病根是"风涎"。这个"风涎"究竟是什么，现在已经无从考证，有人说是肿瘤，有人说是颅内瘀血，也有人说就是高血压引起的。不过当时没有CT，也没有核磁共振，没办法判断曹操脑袋里到底长没长东西。

　　华佗是怎么给曹操治病的呢？根据史书记载，他先用针刺的方法治疗，选了风池、脑空等几个穴位扎针，又在膈俞穴上放血，每次治疗结束，都能快速缓解头痛，针到病除。曹操也很高兴，就想让华佗待在自己身边，专门为自己看病。可是华佗是民间医生啊，他对这个当丞相的老乡并没有什么好感，于是假托妻子有病，一去不返。曹操召了好几次也没能召回来，最后派人把华佗抓了回来，不过为了自己的头疼病，曹操还是让华佗继续给自己治疗。但是也不能一直这样扎下去啊，有什么根治的办法呢？华佗说了，要先服用麻沸散，然后用利器劈开脑袋，把所谓的"风涎"取出来，以后就不会再犯了。现在我们听起来觉得没什么，不就是做开颅手术吗？但是您别忘了这个事是发生在一千八百多年前。而且曹操是什么人啊，能让别人开他的脑袋吗？加上曹操又是个生性多疑的人，认为华佗是想害他，所以一怒之下，杀了华佗。一代神医就此陨落，他那一身神乎其神的医术也没能流传下来多少。真是"宁可我负天下人，不让天下人负我"啊！据说，后来曹操的小儿子生病，随后不治身亡，曹操追悔莫及："假如不杀华佗，小儿一定有救。"

（2）身体屏风

风为阳邪，我们选的这三个风穴都分布在头面，位置属阳，又都是阳经上的穴位，而且还是阳经和阳经的交会穴，无论从预防还是治疗方面，都可以说是风邪的克星。

翳风穴是手少阳三焦经和足少阳胆经的交会穴；风池穴属于足少阳胆经本穴，与手少阳经和阳维脉在此交会；风府穴是督脉穴位，也是和阳维脉相交。

翳风穴属于少阳经穴，又交会于少阳经。少阳是枢纽，正邪相争的时候，能把邪气赶到在外的太阳经，令其从太阳而解。另外，肝胆互为表里，对于肝胆之火循经上扰而致的内风，翳风穴又能起到息风止痉的作用。

对于督脉，有点中医基础的人都很熟悉了。**督脉，"督"本义是督促、监督的意思**，它主要循行在人体的后背正中线上，又能直接上到头面，**统率、监管着各条阳经，掌管着一身阳气的运行，所以也称督脉为"阳脉之海"**。我们受风感冒的时候是不是都会觉得后背发紧？这就是风邪侵入了督脉，督脉率领众阳经和风邪做斗争的原因。

至于阳维脉，知道的人恐怕就不多了。它其实和督脉一样，都是除了十二正经以外的奇经八脉。阳维的"维"有维系、联结的意思。**阳维脉就是维系和联结人体阳经的经脉**，从经络的走行上来说，从足跟外侧出发，中途联络各个阳经，像串蚂蚱似的把少阳、阳明、太阳各条经脉穿在一起，相互交换共享经络中的气血，最后合于头部督脉上的风府穴，发挥着防风、祛风的作用。

如果我们把所有的阳经认为是一个班集体，那么阳维脉就是班长，督脉是班主任。风邪一旦入侵人体，班主任督脉立刻做出反应，一方面引起穴位发生变化，或疼或肿，提醒我们敌人来了；另一方面让班长阳维脉安排人手，发动"风穴"抵御敌人的侵袭，把风邪赶出体外。

在这里我要提醒大家，**中医说的风还包括体内自己生的"内风"**，例如肝风内动引起的口眼歪斜、昏迷、半身不遂等，在病名上我们也称为"中风"。治疗的时候也离不开这几个穴位，少阳和厥阴互为表里，督脉直接通入脑中，阳维在风府处和督脉相合，对外驱散风邪，对内息风止痉，无论内风还是外风，在这三个风穴面前，都只有低头投降的份。

据说宋朝的时候，仁宗皇帝有一次病得卧床不起，御医们用了很多药都不管用，最后不得已出皇榜，召了一个草泽医（指来自民间的医生）。这位医生诊病之后，就用针刺入皇帝脑后的风府穴，针刚拔出来，皇帝就睁开眼睛说"好惺惺"！有人说这个"惺惺"是清醒的意思，也有人说"惺惺"在当时是夸赞医术高明的意思，但不管哪种说法，草泽医救醒了皇帝是千真万确的，风府穴能醒脑开窍也是真的。于是从那以后，风府穴又被称为"惺惺穴"。其实我们现在想想，当时群医不一定就是真的不会医治，很有可能是风府位置特殊，针刺风险大，大夫们为了自己的身家性命，而不敢用针去扎皇帝的脑袋吧。就是现在也一样，从解剖学来说，风府穴深面正对着延髓，还分布着枕动脉和几条大的神经，稍不留神就会危及生命。所以在下针的时候要小心再小心，一般我们在针刺的时候都是朝着下颌方向，而且刺入的深度不要超过1寸，以免出现意外。

❖ 擦法保健康

擦法也是推拿常用的手法，用手掌紧贴皮肤，稍用力下压并做上下向或左右向直线往返摩擦，使之产生一定的热量，称为擦法。擦法适用于全身各个部位，如我们这式的擦风穴，还有后面要介绍的擦八髎、擦肾俞等。

擦法分小鱼际、大鱼际、掌擦法和指擦法，其特点是直、长、匀。"直"是指在操作时，紧贴皮肤，动作要稳，无论上下还是左右摩擦，都应该按照**直线往返，不可歪斜**；"长"是说**摩擦往返的距离要长**，动作连续，像拉锯似的，不能有间歇停顿或跳跃感，否则会影响到热能的产生和渗透，继而影响治疗效果；**"匀"要求压力均匀适中，不要硬往下压，不要使皮肤起皱，以免擦破皮肤。**

另外，**擦法节律性很强，摩擦的时候注意不要屏气，呼吸要调匀，以免损伤气机。**因为擦法一般直接接触皮肤，所以在操作前最好在施术部位涂抹润滑剂，像润肤乳、香油之类的东西，既保护了皮肤，又能加强手法效应，使摩擦产生的热力容易透入深层组织，起到事半功倍的效果。

擦法主要是让手和皮肤之间产生热量，但是这种热不是简单地停留在表层，而是应该深入到组织，通过外部的摩擦带动内部组织的摩擦。作用在较浅层组织时，可以促进机体津液的回流，对调整水液代谢有一定的作用，能提高人体对外邪的抵抗能力；作用于深层组织时，能使局部的血液循环、淋巴循环等发生改变，起到通畅气血、疏通经络、增强组织功能活动的作用，同时有促进和调整内脏的生理功能的作用。所以《医宗金鉴》上说："机触于外，巧生于内，手随心转，法从手出。"

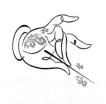

由于生长在中医世家，所以在爷爷和父亲的教导下，我从小就养成了按摩穴位的习惯，其中就包括摩擦风穴，每天有时间都会做上几次。每当天气变冷或是气候骤变的时候，周围大部分人都少不了来个感冒发热，只有我依然精神十足。可以说，从小到大我感冒的次数屈指可数，不能不说是这些穴位按摩让我受益匪浅。

 程氏梅花针中风防治法

预防中风的发生，我们一方面可以采取在第一式中所介绍的拿五经、砭梳梳头的方法，使头部经络的气血循环旺盛起来，从而消除由脉络空虚而致风邪有机可乘的病因。另一方面，也可以使用我们本节所介绍的搓擦风穴，增强人体抗御风邪能力的办法，防止风邪入侵。只要您长期坚持操作，相信就能够取得理想的效果。但是，如果您觉得这样的操作方法刺激量太小，想加强一下刺激，那我可以给您介绍一个梅花针叩刺的方法。不过这个方法，不比自我按摩的方法那样好操作，需要您有相应的器械，而且还得依靠家人的帮忙。

我们程家是针灸世家，梅花针是我们的一大特色。**梅花针的治疗原理是根据中医的皮部理论，通过叩击刺激皮肤腠理，将良性的刺激通过经络，传达给各个脏腑、组织，从而达到调节身体功能状态的目的。**

何谓梅花针

梅花针是皮肤针的一种，皮肤针法源于古代的"半刺""扬刺""豹文刺"等刺法。《黄帝内经》中记载："半刺者，浅内而疾发针，无针伤内，如拔毛状，以取皮气……扬刺者，正内一，旁内四而浮之，以治寒气之博大者也……豹文刺者，左右前后针之。"半刺是浅刺皮肤而迅速出针的刺法；扬刺是在正中间刺上一针，然后周围再扎四针；豹文刺是在患处的前后左右扎针。我们看，其实扬刺和豹文刺，已经初具梅花针的雏形了。后来的医家，有将几根或者十几根针排成扇形的，也有绑在一起成簇形的，样式很多，治疗效果上也各有千秋。之后又经过不断地推敲和改进，各代医家耗费大量的心血，终于形成了现在皮肤针的模样：七支针捆成一束的叫作七星针；又因状似梅花，叫作梅花针；十八支针捆成一束的叫作罗汉针。由于针刺比较浅，刺皮不伤肉，所以统称皮肤针。

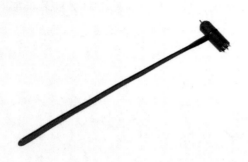

治疗原理——皮部

　　梅花针叩刺是以经络学中的皮部理论为依据的。我们前面介绍了人体有十二正经，这十二条经脉在体表都有一定的循行分布范围和它们相呼应，把全身的皮肤划分为十二个部分，称为十二皮部。经脉呈线状分布，皮部则呈片状分布。

　　十二皮部属于人体的最外层，又与经络气血相通，为机体卫外的屏障。脏腑、经络的病变也会在皮部反映出来，如"其色多青则痛，多黑则痹，黄赤则热，多白则寒"等。在疾病的传变上，《黄帝内经》云："邪客于皮则腠理开，开则邪入客于络脉，络脉满则注于经脉，经脉满则入舍于腑脏也。"可见，邪气是按照皮→络→经→腑→脏的顺序来"传变"的，所以皮肤针也能通过这一路径来治疗疾病，祛邪外出。

　　从西医学角度来说，梅花针主要是刺激人体皮肤表层上的神经末梢。神经末梢的敏感度很大，能促使大脑皮层发挥主导作用，并能反射到周身各部分神经，让它们发生强弱不同的兴奋和抑制，来调节、控制和修复身体的功能，有病治病，无病保健。

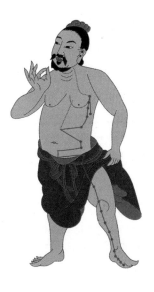

　　我们门诊常用梅花针叩刺来治疗青少年眼病，但并不表示成年人的疾病就不能用梅花针治疗了。我有个朋友是个做生意的老板，前两年头发还挺浓黑茂密的，加上自己也比较注意保养，一点都看不出来已经过了不惑之年。但是前些日子他找到我的时候，我差点认不出来了，发现他头发明显少了很多，尤其是头顶，几乎没有头发了。他一脸憔悴地问我怎么办。经过仔细询问，才知道由于去年经济形势不太好，生意难做，他的压力很大，过度操劳，头发大把大把地脱落，就成了现在这样。我先是劝慰了几句，生意上的事，我也是心有余而力不足。但我是医生啊，为病人解除痛苦是咱的本职。

我先是用梅花针叩刺，主要针对脱发多的几片区域，然后辨证选了几个腿上的穴位叩刺，一天一次，15天为1个疗程。朋友还算坚持得不错，在差不多2个疗程的时候，他指着头顶新长出来的绒毛对我说："你看你看，头发长出来了！"看着他像孩子一样的笑容，我也从心里为他高兴。

体位的选择

梅花针一般叩刺的次数多、时间长，所以在体位上就需要选择既适合叩刺者操作，又能让被刺者感到舒适。一般叩刺部位不同，体位也不同。

最常用的是低头俯坐位，就是病人坐在椅子上，胳膊向前趴在桌子或是椅背上，头放在胳膊上，这个体位能充分暴露脖子后面一直到腰臀的部位，所以在叩刺后颈部、肩、胸背、腰、骶、臀等部位时都采用这个体位。如果要叩刺头部、前胸、上腹，那么病人可以采用正坐位；如果要叩刺下腹、大腿、小腿前侧和内侧，病人就需要采用仰卧位；如果要叩刺髋关节、大腿和小腿外侧，则病人要采用侧卧位。

程氏梅花针特点

根据经络皮部理论，采用轻度叩刺方法，不出血也不充血，最多只留几个白点，临床上有独特的疗效。这种方法有着其他疗法不能比拟的优点。特别是**治疗眼部的疾病，选穴多在头部和身体其他部位，一般不选取眼周围的穴位**，一方面防止局部血肿影响美观，另一方面也能消除人们恐惧的心理，特别是对青少年患者，可以大大增加他们的配合度，加强疗效。

梅花针操作方法

梅花针的使用很简单，**一般右手持针，拇指和食指握住针柄的末端，上下颤动针头，利用针柄的弹性敲击皮肤**。

梅花针操作的整个过程要做到平、稳、准。即叩刺时要灵巧地运用手腕部弹力，使针尖叩击到皮肤后，迅速弹起，连续有节律地叩刺。叩刺速度要均匀，针尖起落要沿垂直方向，即将针垂直地刺下，垂直地提起。

注意事项

① 注意检查针具，发现针尖钩毛或缺损，针锋参差不齐者，须及时修理。

② 持针时不要离针头一端太近，否则会影响叩刺时的弹性和力度。

③ 叩刺的时候切忌快慢不一、用力不匀，以防皮肤出血。

④ 持针要牢固，避免提针慢或针尖带钩，以防产生拖刺而划破皮肤。

⑤ 垂直叩刺，避免针尖斜着刺入和向后拖拉着起针。

⑥ 叩刺前，梅花针和叩刺部位都要消毒，局部皮肤有创伤或溃疡者，不宜使用。

梅花针防治中风叩刺法

（1）叩风池——翳风

采用梅花针轻度叩刺的方法，在后头部两侧风池——翳风穴这条线段上进行叩刺。叩刺速度要保持在每分钟 70 次左右，在这条线段上来回的叩刺，每侧叩击两三分钟左右，也就是每侧叩击的次数在 200 次左右。

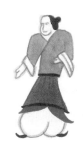

在叩刺的时候，力度的把握以被叩刺者有轻微的痛感、局部皮肤出现潮红、丘疹，且没有出血为度。在这个地方一定要注意，力度不能过大。

（2）叩刺颈夹脊穴

在颈椎棘突两旁各 0.5 寸，即有半个大拇指关节宽的两条线上，分布着称之为"颈夹脊"的 7 个穴位。这 7 个穴位，因为位置靠近延髓和大脑，所以使用梅花针叩刺这两条线，可以有效地加强叩刺风池的效果，增强头颈部的血液循环，从而防止风邪的入中。

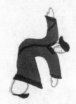

颈部两侧常规消毒后，右手持针，在这两条线上来回叩刺，叩刺的力度和程度以微微感觉到疼痛并尚能忍受且皮肤不出血为度。这样来回叩刺约 300 回左右，使皮肤潮红、充血且没有出血点为止。

（3）叩刺华佗夹脊穴

在脊柱两旁 0.5 寸的位置上，分布着两排线状排列的穴位，我们称之为华佗夹脊穴。因为在人体的背部，主要是足太阳膀胱经所循行的部位。而中医讲，足太阳膀胱经是主一身之表的经络，是因为它所分布的位置都在头颈、后背、腰腿部。这些部位按照中医的阴阳理论，是属阳的位置，是表。所以，在华佗夹脊穴这两条线上进行叩刺，就可以激发督脉和足太阳膀胱经的阳气，增强人体防御风邪入侵的能力，从而预防中风的发生。

患者取俯卧位，医生在其夹脊穴消毒，然后利用腕力将梅花针的针柄做上下有节奏地弹击，使七星针头平稳地落在患儿的皮肤上，专业术语称为"叩刺"。当针叩刺到皮肤时，针尖不会刺破皮肤，而是受阻弹起。

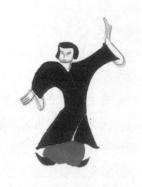

按节段从上至下依次叩刺下来，每一节段的一侧夹脊穴区，大约要叩刺 500 下左右。治疗完成时，局部皮肤仅会充血发红，脊柱两侧看起来就像两条泛红的色带。可以每天 1 次或隔日 1 次，有协调五脏、平衡阴阳的作用，既可以用于日常保健，又可以用于许多疾病的康复治疗。

第三式

揉风池　压人迎　降血压

🍃 找准位置

❖ 风池穴

在项部，后发际之上，枕骨之下，胸锁乳突肌与斜方肌上端之间的凹陷处。如果用手将脖子后面的两块肌肉推向后发际，入后发际1寸的地方会发现有两处凹陷，重按之有酸胀感直入脑中，这就是风池穴。

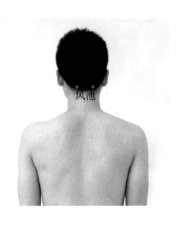

❖ 人迎穴

位于颈部喉结旁，当胸锁乳突肌的前缘，颈总动脉搏动处。当我们仰头的时候，在前颈喉结外侧大约3cm的地方能摸到动脉的搏动，这就是人迎穴的位置。

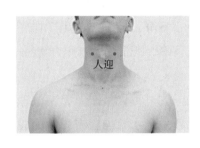

人迎，足阳明胃经的穴位。"人"是民众的意思，中医认为头部为君，胸腹手足为民；"迎"指迎接、接受。从气血的分配来说，取名人迎，是指胃经的气血由此向胸腹部传输。从本穴的位置来看，人迎穴在脖子前面，古人认为是迎接客人时最先见到的地方，所以叫"人迎"。

🌿 动作要领

双手中指和无名指按住风池穴，拇指按在人迎穴上。先点揉风池穴，再按压人迎穴。

步骤：

1 双手拇指按在人迎穴上不动，中指和无名指在风池穴上点揉，顺时针和逆时针各揉 10 周，直到有酸胀感向脑内传导为止。

2 中指和无名指按住风池穴不动，拇指在人迎穴压迫移动，先轻后重，分别向上向下压迫人迎穴，手下感到脉搏跳动时停留 3 秒钟，如此重复 3 次。

揉风池穴的时候以局部有酸胀感向内传导为佳；压迫人迎穴时要缓缓加力，力度不要太大，能感到动脉搏动即可。

🌿 本式详解

❖ 血压的"前世和今生"

血压是血液在血管内流动时，作用于血管壁的压力。我们通常说的血压指的是动脉血压，它是推动血液在血管内流动的动力，包括收缩压和舒张压。当心室收缩的时候，血液从心室流入动脉，此时血液对动脉的压力最高，称为收缩压，也就是我们说的高压；当心室舒张的时候，动脉血管弹性回缩，血液仍慢慢继续向前流动，但血压下降，此时的压力称为舒张压，即平时所说的低压。

看到这，你是不是觉得这些收缩压、舒张压的过程太复杂了，不好理解呢？不要紧，我们举个简单的例子。**我们想象一个水泵连着有弹性的胶皮管，水泵就好比人的心脏，水管好比是血管。心脏泵血其实和水泵泵水**

是一个道理：压下水泵，水流入胶皮管，这时候用手摸摸管子，一定是鼓鼓的，这就是水对水管的压力造成的，这个压力就是收缩压，也就是高压；水泵关闭的时候，水管的水会回流吗？当然不会，因为胶皮管有弹力（血管也有弹力），在弹力作用下水会继续向前流动，只不过速度要比刚才要慢，对管子的压力也比刚才要小，这就是我们说的舒张压，也叫低压。压力越大，胶皮管因膨胀管壁就会变得越薄。当压力超出水管承受范围的时候，水就会在最薄弱的地方喷出来，如果对应到人体上，就是血管破裂而出血。例如高血压造成的脑溢血，就是因为脑血管经受不住压迫而导致的出血。

> **国际标准** 国际高血压学会定出的血压标准范围。
> 理想血压：高压 <120mmHg，低压 <80mmHg。
> 正常血压：高压 <130mmHg，低压 <85mmHg。
> 正常高值：高压在 130~139mmHg，低压在 85~89mmHg 之间。

由于血压的高低和血流状态、血管壁的情况密切相关，所以对于老年人来说，即使测量所得血压高过正常值但高出不多，并且没有头痛、头晕等症状，那么此时也属于正常血压。

❖ 高血压

如果血压持续超过正常范围，就可以诊断为高血压。不过由于心跳的快慢会受到各种因素的影响，血压也会随之波动，而且白天和晚上的血压是不同的，心情平和与发怒时候的血压也不一样，所以，偶然一次血压超过正常范围时并不能确定是高血压。只有当不同时期、不同时间段经多次测量，血压值超过正常范围，达到高血压的诊断标准，此时才能诊断为高血压。

临床上根据血压高的程度，把高血压分成三型。

Ⅰ级高血压（轻型）：高压在140~159mmHg，低压在90~99mmHg之间。

Ⅱ级高血压（中型）：高压在160~179mmHg，低压在100~109mmHg之间。

Ⅲ级高血压（重型）：高压≥180mmHg，低压≥110mmHg。

高血压是一种非常常见的心脑血管疾病，目前我国的发病人数已经超过1亿，其有"三高三低"的特点：**高发病率、高死亡率和高致残率，低知晓率、低治疗率和低控制率**。高血压是公认的"无声杀手"。随着健康知识的普及，**世界高血压联盟把每年5月份的第二个星期六定为世界高血压日**，提醒人们注意血压的变化。

治疗高血压，西医的方法就是长期服药，而且每次都是好几种药一起吃。暂且不谈这些药的不良反应，单是服用的药量就让人头疼，血压高的时候要多吃几片，血压控制住了药量就得减下来，有时候还要半片半片吃，吃多了血压降得太多会引起其他疾病，你说麻烦不麻烦？因此，患者甚至是西医大夫把求助的目光投向了中医，因为**很多中药或是经络穴位，不仅能快速控制血压，而且基本没有毒副作用，尤其是穴位疗法，不会出现吃错药和吃药过量的问题。**

由于高血压早期没有什么明显的症状，似乎只有一些老年人才对高血压有预防意识。其实，高血压越来越年轻化了，现在有很多年轻人甚至是小学生都会患上高血压，所以预防高血压，人人有责。

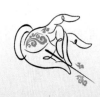

有一次我坐火车出差，听到车上广播寻找大夫，原来是有位60多岁的老大爷给儿子打电话的时候和儿子吵了几句，导致高血压犯了，说是头疼、心慌。当时老大爷的旁边有两个西医大夫，可是老人身上没带降压

药，他们也只能给病人顺顺胸口并让其躺下休息。当时我身上也没带针具，扎针是不行了，于是我就让老人坐起来，先是按揉他脑后的风池穴，又压迫了一会儿人迎穴，大概过了 5 分钟，老人说头不疼了，心里也舒服多了。我又嘱咐老人不能再生气了，把刚才的方法教给老人，让他回家后坚持做。老人高兴地答应了，直说还是中医好啊。那两名西医大夫对此也很惊讶，看老人没事了，就和我回车厢一起探讨其中的奥妙。

❖ 预防高血压

首先是从饮食下手，低盐饮食是关键。 大家还记得前几年发放的 2g 定量盐勺吧，不知道现在有多少人在坚持使用。俗话说"南甜北咸"，按照健康饮食来说，北方人确实吃得有点咸了。食盐摄入过量，由于渗透压的作用，会引起血容量增多，降低血管弹性，最终导致血压升高。除了少吃盐，一些腌制食品如酱菜、熏肉等含盐量也都不低，要少吃。

其次就是控制体重。 有人做过调查，说超重和肥胖人士患高血压的概率是体重正常的人的 3~6 倍。尤其是中老年人，不仅是血压容易超标，体重超重还会引起关节和其他脏腑病变。所以，一方面要减少热量和脂肪的摄入，如少吃甜食，尽量不吃油炸、烧烤食品；二是要加强锻炼，如打打太极拳、散散步等。

第三要戒烟限酒。 有人说吸烟是为了激发灵感，有助于思考问题，只是到现在也没有证据证实这种说法，不过是那些瘾君子的托词罢了。吸烟的害处倒是一箩筐，什么引发肺气肿、气管炎、胃溃疡，甚至癌症也和吸烟挂钩，所以烟还是不抽为好。酒偶尔喝一点倒是能活血通络，但是长期酗酒会损害神经和血管，加快心率，使血管收缩、血压升高。

另外，引发高血压的一个重要原因是遗传， 所以高血压的发病具有明显的家庭集聚性。生在这种家庭、年纪超过 30 岁的人，应该定期测量血压，防患于未然。

❖ 重视低血压

一般来说，**血压在 90mmHg/60mmHg 以下的称为低血压**，也许你觉得血压低点没什么，总比高了强吧，这可就错了！低血压和高血压一样危险，症状轻的话休息一会儿就过去了，严重的可能会出现心肌梗死、缺血性中风等症，加上昏仆跌倒，很容易造成骨折等外伤，不能不重视啊！

低血压是怎么回事呢？按照前面讲的水泵和水管的关系原理，就是水泵出问题了，泵出的水太少，别说让胶皮管管壁变薄，有时候连填满水管都做不到。细水慢流，太慢了就停住了，水里的泥沙一沉积就形成了瘀血，堵塞管道，这些瘀血就是我们常说的"血栓"。血栓形成后，管子后面的水流过不去，前面的水越来越少，就会造成脏腑组织缺血。如果头部缺血人就会眩晕，心中缺血就会心悸，再严重就是虚脱休克了。

低血压分为**原发性低血压**和**继发性低血压**两种。所谓**继发性低血压就是由于某些疾病导致的血压偏低**，例如慢性胰腺炎、肝炎、糖尿病、营养不良等。治疗这种低血压的关键是要控制原发疾病，疾病好了，血压自然就恢复正常。**原发性低血压的病因很复杂，症状不明显，加上很多时候低血压只是一瞬间的，很容易被人们忽视。**尤其是体位性低血压，例如躺着突然坐起或是长时间蹲着突然站立，这种体位的突然改变常常会引发血压骤降，以致出现头晕、眼花、心慌甚至晕厥。一般让病人平卧后血压就能恢复正常。**但是对于老年人来说**，低血压的危害并不是血压本身的变化，而是由此引起的骨折、心肌梗死、脑血管意外等危险，**预防大于治疗**。

预防低血压的饮食要求和预防高血压的相反，除非是充血性心衰的患者，知道自己血压低的人不要限制吃盐，甚至可以适当比平时多吃一点。对于营养不良的患者，食谱要多样化，不挑食、偏食，保证蛋白质、脂肪和各种维生素的摄入。在吃完饭两个小时以内不要进行剧烈活动，尤其是刚吃完早餐，此时是最容易发生体位性低血压的时候，因为血液都集中到肠胃去帮助消化了，所以最好坐着休息一会儿。

在作息方面，低血压的人更要比常人注意合理安排作息时间。**劳逸结**

合，保证充足的睡眠，防止过度劳累。和高血压一样，低血压的人也要加强体育锻炼，最好是多做"有氧运动"，增强心肌的工作能力，提高免疫力。

另外，有研究发现，女性朋友、白领一族和睡眠时间长的人是低血压高发人群，所以这些人平时要注意定期体检，做到早发现、早治疗。

在这里我要提醒大家一句，**低血压老年患者的危险性远大于年轻患者。**因为随着年龄的增长，动脉硬化逐渐加重，脏腑功能渐渐衰退，脑血管弹性降低很难再调节血流。加上血压低引起血流缓慢，血液容易凝结产生血栓，如果阻塞脑动脉，就会导致缺血性脑中风，尤其是在晚上，血压最低，血流最慢，所以中风常常是在夜里悄悄发生，家人发现的时候一般都是第二天了。**所以如果家里有老人，要多注意老人血压的变化，不要错过最佳治疗时机。**

西医学对于治疗低血压没有太好的办法，一般症状严重了就吃点升压药，但是这些药容易给心脏增加负担，对于心脏不好的人来说，也是潜在的危险因素。而且升压药会造成血压忽高忽低，甚至由低血压转为高血压，所以治疗低血压大家都比较推崇中医。中医认为低血压是因为"虚"造成的，包括气虚、阳虚、气阴两虚、阴血亏少或气血不足等，所以在治疗上以补虚为主。**值得一提的是，有些中药或是经络上的穴位对血压有双向调节的作用，血压高的时候可以降压，血压低的时候可以升压，例如中药里的人参、黄芪，经络中的内关、风池、人迎穴等。**

❖ 智能血压药——双向调节

无论是高血压还是低血压，从本质上来说都是血的变化。血，是在脉中循行的红色液体，是维持人体各脏腑组织正常工作的基本物质。那中医是怎么理解血的呢？《黄帝内经》云："中焦受气取汁，变化而赤，是谓血。"简简单单的一句话，概括了血液生成的复杂过程。"中焦"指的就是脾胃，在中医理论中，脾胃是气血生化的源头。"受气取汁"是说饮食入胃之后，经过吸收、消化，部分水谷精微化成营气，营气分泌津液注入脉中，就成为血液，所以饮食是造血原料，而中焦脾胃是生血源头。"变化为赤"就复杂了，它包括心阳化赤生血、肺吸收清气入脉、肾精化血等一系列过程，需要五脏相互协调，共同完成红色汁液的化生。**所以血液的生成是全身脏腑共同参与作用的，生成之后又能"濡养"脏腑器官，维持阴阳平衡，可以说是人体最宝贵的东西。血充则身健，血虚则体弱，血液异常则生疾病，**故《内经》云："以奉生身，莫贵于此。"

高血压和低血压都是西医学名词，中医并没有与之对应的病名，但这并不代表中医就不能治这样的病。恰恰相反，中医调血压疗效好，尤其是不良反应小，这是西医望尘莫及的地方。只是中医并不强调要把血压降低多少或者升高多少，高血压和低血压引起的痛苦不在于血压本身的变化，而是那些让人难以忍受的症状，所以我们关心的是消除病因和缓解症状。例如**高血压多是肝风内动、肝阳上亢或是肝肾阴虚，那我们就采用各种办法平肝潜阳、滋阴息风，来缓解头痛、眩晕、耳鸣等痛苦；低血压多属于气血不足、阳气下陷，那我们就补益气血、升提阳气，来消除头晕、眼花、心悸等症状。**根据外在的表现，明确了病因，了解了发病机理，才能掌握疾病的本质，再根据本质确定治疗方法，焉有无效之理？这就是中医的辨证论治。

但是要辨准"证"也是很难的，有的中医治法之所以效果差，很大一部分原因就是"证"没辨好，大方向错了，结果可想而知。看到这，你可能要犯嘀咕了，难不成我们老百姓还得去学"辨证"？当然不是，我们说的辨证论治是针对一些疾病而言的。在疾病被发现之前，其实身体已经出现异常了，只是我们自己还没意识到罢了。中医养生方法之所以能普及，很大程度上要归功于它的双向调节作用，尤其是经络养生，不用管身体是实还是虚，也不用管血压是高还是低，只要刺激某些特定的穴位，它们就能自动选择补或是泻。也许我们并不知道自己的身体究竟缺什么少什么，但是这些穴位知道。通过刺激，它们就会根据机体的情况来补虚或者泻实，就像人迎穴和风池穴，在血压高的时候能降压，在血压低的时候能升压，而且都是调整到正常水平，不必担心调过头，所以我们称它们是身体上的智能调压药。

那人迎穴与风池穴是怎样发挥"智能"功用的呢？

首先我们来看人迎穴。人迎穴是足阳明胃经的大穴，胃经气血的转折点，《黄帝内经》言"胃足阳明之脉……从大迎前，下人迎，循喉咙，入缺盆"，"足阳明之本，在厉兑，标在人迎"，所以人迎穴最能反映胃经气血的盛衰，若胃经出现异常，也能通过刺激人迎穴迅速调整过来。

经络学中，阳明经是多气多血的经脉，气血充盛可以"濡养"全身的脏腑器官。不过凡事都有两面性，充盛太过容易导致血不循经，溢出脉外，就像火车跑得太快就会出轨一样。出血后的离经之血会变成瘀血，成为新的致病因素，例如血压突然升高导致脑血管破裂，溢出的血块如果压迫语言中枢，人就不会说话了，若压迫运动中枢就会出现偏瘫等，严重的还会危及生命。

阳明脉多气，还表现在人迎穴对气机的调理。根据气街理论，人体有四处气街：胸气有街，腹气有街，头气有街，胫气有街。而《黄帝内经》中说："膻中者，为气之海，其输上在柱骨之上下，前在于人迎。"可见人迎穴既是头气街和胸气街的连接之处，又是气海在人体前面出入的门户，所以在调理气机方面有着绝对的优势。

阳明脉多血，一方面饮食入胃，部分精微直接化生血液；另一方面，《黄帝内经》中说"足阳明之脉……是主血所生病者"，李东垣也在《脾胃盛衰论》中说"胃主血""脾胃不足，皆为血病"，凡是血液方面的疾病，都关系到阳明胃经。刺激人迎穴，能调节阳明经脉之血，血盛则泻，血虚可补。

另外，从解剖位置看，人迎穴处在颈部喉结旁，深层分布着颈动脉窦，它有个监测动脉血压的装置，叫压力感受器。当血压突然升高的时候，压力感受器受到刺激，就会反射性地引起心跳减慢、血管舒张，使血压下降；反之，血压突然降低，这个感受器也能使血压回升。刺激人迎穴就是刺激了颈动脉窦，刺激了压力感受器，就能达到调节血压的目的。

人迎脉法

说到人迎穴，我们就不得不提一下古脉法中的人迎脉法。现在我们去中医院或门诊，大夫是不是都会把三根手指头搭到你手腕内侧来号脉？但是，在遥远的古代，医生诊脉并不是这么简单的。

古脉法包括分经候脉、三部九侯、四时脉法和人迎寸口脉法

等。仅在《黄帝内经》一书中就记载了十二经遍诊法、三部九候诊法、人迎寸口对比诊法、独取寸口诊法、虚里诊法、手少阴诊法等，每种诊法都各有优点。这些诊法的部位有在胸腹的，有在手腕的，有在脚上的，还有在脖子上的。后来经过历朝历代的演变，有的方法失传了，有的因为文化的变迁取消了，流传到现在，人们精通的就只剩下了寸口脉法。

现在诊脉之所以独取寸口，一是寸口是气血发源地，能反映全身脏腑变化；二是位置容易寻找，尤其是在封建社会，身体发肤受之父母，别说暴露脚背或是脖子了，就是诊寸口，还要用手绢盖住手腕呢。更离谱的是，医生连病人的面都看不到，只能隔着帘子或屏风来诊病。

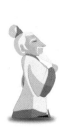

大家还记得《西游记》中孙悟空给朱紫国的国王悬丝诊脉的故事吧，只凭几根细细的丝线就能断定国王得了什么病。据说唐代药王孙思邈也曾用这种方法诊治过长孙皇后。起初太监不相信他，就把丝线拴在冬青根、铜鼎脚和鹦鹉腿上，结果都被孙思邈识破了。不过，这些只是传说，况且一个是神猴，一个是神医，才造就了这些神奇的故事，现代人会悬丝诊脉的恐怕少之又少。

那人迎脉是什么样的诊法呢？人迎脉的位置和我们这里说的人迎穴的位置基本一致。因为中医有句话叫"有胃气则生，无胃气则死"。人迎属胃经穴位，能通胃气，所以在《黄帝内经》中，人迎脉是以"胃脉"来记载的："春胃微弦曰平……夏胃微钩曰平……长夏胃微软弱曰平……秋胃微毛曰平……冬胃微石曰平。"杨上善在注解《黄帝内经》时说："**胃者，人迎胃脉也。**"所以这里说的诊胃脉的地方就是人迎脉。不过在《内经》中，人迎脉一般是用来判断平、病、死以及患病时间的，能判断的病种很少。后来古人就把人迎诊法和寸口诊法结合起来，产生了一种新的人迎寸口对比诊法，通过对比人迎和寸口两处脉搏的差异来判断疾病。

虽然现在用人迎脉来诊断疾病的医生很少了，但是人迎脉能判断疾病是事实。因为人迎穴紧挨动脉，所以临床上很多医生都不轻易针刺该穴，更少用艾灸，所以我们推荐给大家的是用指腹按压的方法，有效而且安全。

那风池穴又是怎么降压和升压的呢？

无论高血压还是低血压，情节严重的话都会引起昏厥、口眼歪斜、半身不遂，这些症状在中医属于"中风"的范畴。试想一下，为什么是中"风"，而不是"中寒"也不是"中热"呢？这个"风"和平时风寒感冒的"风"是不一样的，这个"风"不是来自自然界，而是在我们人体内生成的。由于中风后有肢体震颤麻木、口眼歪斜、肌肉抽动的症状，这些症状都和风的动摇、多变、急骤特性类似，所以称为"内风"。而内风和属风的脏腑——肝，密切相关：肝气不舒，气乱生风；肝阳上亢，热盛动风；肝不藏血，血虚或血瘀生风。所以又称这些"风"为"肝风"。

风池穴是足少阳胆经的穴位，胆和肝互为表里，都属风木，**刺激风池穴能及时调节肝胆两条经脉的气血，清肝利胆、息风潜阳。**而且风池穴在后头部，向上通畅头部气血，清脑醒神。另外，风池穴也是胆经和阳维脉的交会穴，两条经脉都上行到头部，调节头部气血。

从西医学角度讲，刺激风池穴具有调节交感神经系统的作用，血压高的时候能使其由兴奋转为抑制，降低血压；而在血压低的时候能提高它的兴奋度，从而抬高血压。**也有人认为风池穴之下紧连延髓，刺激它能增加血氧饱和度，改善椎基底动脉供血，从而起到双向调血压的作用。**

我的一个朋友长年低血压，常常和我们开玩笑，说她将来老了肯定不会得脑出血。作为朋友，我不能说人家会得这个病吧，但作为医生，我知道高血压不是引起脑出血的唯一原因，所以每次见面的时候我都会嘱咐她要调理一下，可惜她并不当回事。直到有一天，她给我打电话说这两天总是头晕，一量血压很低，可她又不想吃药，怕有不

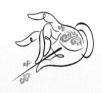

良反应，就打电话向我求助。我告诉她让她没事的时候按压按压人迎穴和风池穴。几天之后碰到她，她说血压没上去多少，但是头已经不晕了，我让她继续按摩，她却表示不知道能不能坚持下去，真为她担心啊。

❖ 针灸的良性调节效应

我在门诊治病的时候常被问到这个问题："您这针灸到底是怎么治病的呀？扎完针，我这头怎么说不疼就不疼了？""这么细的针，又没抹药，怎么就能治病呢？"其实用最简单的话来说，针灸就是唤醒了人体的免疫系统，让它们识别体内的异常，保护正气，祛除邪气。我们前面说了，如果有点病就吃药打针，那免疫系统就会偷懒，所谓"流水不腐，户枢不蠹"，经常适度地刺激机体，就像流动的水不会发臭、经常转动的门轴不会被虫蛀一样，免疫力提高了，身体自然健康了。

应激反应是指机体受到各种有害刺激时，血中促肾上腺皮质激素和糖皮质激素增多，并引起一系列全身反应以抵抗有害刺激。从本质上说，是机体为了维持内环境的稳定而进行的调整、适应的过程，激发潜能，达到一个新的平衡状态。最简单的例子就是发热，发热其实是体内的正气和邪气在相互斗争的过程。有人觉得自己稍微有点热就赶紧吃退烧药，其实这样是不对的。靠药来治病其实是变相扼制了体内免疫力的发挥，免疫系统一看有外力帮忙了，就会偷懒不干活了，这对于机体来说可不是什么好事。下次再有邪气入侵的时候，它们可能就会等着外援，而不是自己积极抗敌。结果呢？邪气就乘虚而入，直接入侵脏腑。

为了让免疫系统提高警惕，经常适时适度地刺激人体是很有必要的。有病治病，未病先防，正气充足了，还怕邪气来犯吗？前些年，西医专家做了很多实验，例如预先使大脑短暂缺血，发现能激发机体的适应反应，增加机体应对缺血状况时的耐受性。但是这种方法本身对人体就是一种伤害，如果这个"度"把握不好的话，引起的损伤恐怕比疾病还要严重，所以在临床上很难推广。那么有没有一种既不损伤器官，同时又能产生疾病预防效果的方法呢？答案是肯定的，就是我们的针灸疗法。

虽然针灸本身也是对人体的刺激，但是并不会给组织器官造成损伤或是使机体代谢功能出现障碍。通过刺激穴位，激发经络气血，调整阴阳平衡，从而收到防病保健的效果。所以有学者提出了**"针灸良性预应激假说"，就是针对"未病"人群，预先在相应的穴位上给予适当的针灸刺激，使机体产生适度的应激，启动机体内源性保护机制，对潜在的隐性的功能紊乱进行调整，减轻或抵抗随后疾病给人体带来的损害，延缓组织器官的退行性改变，提高机体的抵抗与应变能力。**针灸适时的介入和适宜的刺激正是激发机体产生良性应激的有效手段，古人把这种方法称为"逆针灸"，所谓"无病而先针灸曰逆。逆，未至而迎之也"。像我们现在流行的保健针灸、穴位贴敷、冬病夏治、节气灸等，都属于"逆针灸"的范畴。"正气存内，邪不可干"，这就是我们祖先提出的"治未病"理论，也是医学的最高境界。

延伸阅读 程氏稳定血压法

放血疗法

▼

放血疗法是用针具或刀具刺破或划破人体特定的穴位和一定的部位，放出少量血液，来治疗疾病的一种方法。

一听到放血，有人可能会吓得一哆嗦，胆小的恐怕转身就逃了。其实，放过血的人都知道，这种方法并没有如大家想象的那么可怕，我们只是放出少量的血，而不是让血呼呼直往外流。放血疗法和中药、针灸推拿一样，也是自古就有的治疗疾病的方法。

在《子午流注针经》中记载了宋代医生范九思治疗咽喉病的案例。在江夏有个姓程的太傅，他母亲患了乳蛾（就是西医说的扁桃体炎），因为怕针，

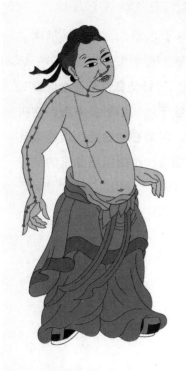

只肯服药，其他医生说，咽喉中气血不通，药物不能起效，所以都不敢治疗。范九思说道："我有药可以治疗，但是需要用新笔来点。"程太傅于是拿了一支新笔给范九思，九思用笔点到咽喉上，顿时有紫色的血液流出，程母顿觉气血畅通，疾病痊愈。程太傅很高兴，设宴款待九思，并向他求取药方。范九思大笑着说："您母亲的病是热毒蕴结在咽喉处，气血不通，病情凶险，如果顺从你的意思不用针治疗，一定会贻误病情，所以我把针藏在笔头中来刺破乳蛾，瘀血流出，病自然就痊愈了。"这范九思就是聪明，笔头藏针，既顾及了患者的畏针情绪，又把握住了疾病治疗的时机。范九思的这种随机应变和审时度势的态度值得我们行医者学习，对我们有很大的启发意义。

看完这个医案，大家知道放血疗法的好处了吧。在其他方法都没有明显效果的时候，放血有时候会让病情峰回路转、柳暗花明。

金元四大家之一的张子和，治病时擅长用汗、吐、下的方法，世人称为攻下派。他在用针灸治疗疾病的时候，大部分都是用放血疗法。《儒门事亲》中记载了放血治疗赤游风的医案。说是当时有一个姓黄的小孩，突然间面部红肿胀痛，两只眼睛都睁不开了，这个病在中医属于赤游风。别的医生都束手无策。张子和用砭针轻轻地刺破皮肤，除了两眼角，大约刺了10多处，每处出血三次，孩子的病就痊愈了。

放血疗法能治疗很多疾病，尤其当疾病的源头在于体内有热、有瘀的，通过刺破特定部位或穴位放血，能清泄热毒、活血化瘀，从而祛邪外出，临床上对于一些咽喉肿痛、眼干、红眼病以及各种疼痛有立竿见影的效果。

程氏放血降压法

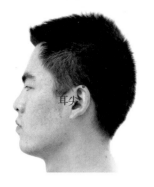

穴位选择：耳尖穴。（插入耳尖穴的穴位图）

耳尖穴定位：用手将耳郭向内折，在耳朵上面折点的最高处。

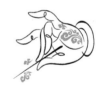

　　其实放血疗法在缓解疼痛上的疗效是其他疗法所不及的。临床上经常给病人用，而且我自己也有深刻体验。记得有一次，可能是由于工作太忙，上了点火，加上白天还要去学校讲课，晚上的时候嗓子已经疼得说不出话来了。别说吃药，就是吞咽口水都不敢用力。回到家我赶紧让家人在我两个耳尖上放了几滴血，也就是两三分钟的工夫，疼痛就减轻了，嗓子也觉得轻松了很多。

采血针

　　从古至今，放血疗法经历了石针到金属针的演变，现在临床上大部分医生还是采用三棱针来放血。但是家庭中，不具备医院那么严格的消毒工具，如果重复使用，容易造成交叉感染，所以我们提倡大家用一次性的采血针。

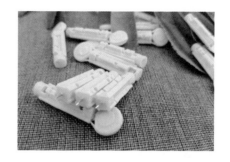

操作方法

① 用 **75%** 的酒精棉球擦耳尖，进行常规皮肤消毒。
② 等皮肤干燥后，拧掉采血针的保护帽，对准耳尖，手握采血针的后部迅速刺入，用手挤出 **3~5** 滴血即可。
③ 用干棉球压住出血处止血。
④ 采血针使用后套上保护帽，扔进废料桶内。

注意事项

① 如果采血针的保护帽破损、丢失或已脱落，请不要使用。
② 不要和其他人共用一支采血针，自己也不要重复使用同一支采血针。
③ 使用前看清生产日期，在产品有效期限内使用。
④ 有出血倾向疾病的患者以及晕血者、血管瘤患者，禁止用本疗法。
⑤ 贫血、低血压、孕期和过饥过饱、醉酒、过度疲劳者，不宜使用本疗法。

第四式

揉膻中　调气机

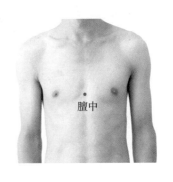

🍃 找准位置

❖ 膻中穴

膻中穴在人体正中线上，平第四肋间，两乳头连线中点。男性的话直接在两乳头中点取穴；女性由于生理原因，乳头一般不和第四肋间相平，所以找起来可能麻烦一些，方法如下：用手从脖子和身体连接的凹陷处向下摸，会摸到一个稍微突起的骨头（胸骨角），它和第二肋间隙相平，向下两个肋间就是第四肋间，和前正中线的交点就是膻中穴。

膻，在字典里是多音字，一个是读 shān，指羊肉的气味；如果放在中医学里，在穴位上就得念 dàn。其实在古时候，膻的读音是 tán，表示敞衣露怀，解开衣服露出来的地方主要就是胸腹，所以也将胸腹部称为"膻"，称这个部位为"膻中"，意思就是胸腹部的中间。

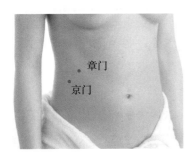

❖ 胁肋部

胁，是从腋下到肋骨尽处的部位；肋，指胸部两侧的肋骨。大致范围是腋下为上限，下到章门穴（第十一肋游离缘下方）和京门穴（第十二肋游离缘下方）。

🍃 动作要领

双手合十，双掌大鱼际置于膻中穴上，上下擦动；再用手掌搓擦胁肋部。

步骤：

1 将双掌大鱼际处贴在胸前，从膻中穴向上摩擦至胸骨上窝（天突穴），再沿原路返回为1次，摩擦20次，至上胸部发热。

2 从膻中穴向下摩擦至上腹中部（中脘穴），沿原路返回为1次，摩擦20次，至胸部有热感即可。

3 以膻中穴为中心上下摩擦，上至天突穴，下至中脘穴，上下为1次，反复摩擦20次左右，直到胸前微热。

4 双手五指并拢，从腋下开始，用手掌摩擦胁肋部，路线为腋下—侧胸—肚脐，循此路径摩擦，再沿原路返回为1次，如此重复10次，直到胁肋部出现热感。

揉擦的时候力度要适中，以胸中和胁肋微热为度。

🍃 本式详解

膻中穴，在经络学中是人体八会穴之一的气会，也是四海中的气海，而且还是道教练功的中丹田。听听这些名号就知道这个穴位肯定和"气"关系密切。气会，是说此处是人体气的汇聚之处；气海，是指这个地方是气的海洋；中丹田在气功里也是藏气的地方。你瞧，这可不是人体"气"的集散地吗？

对于"气"，中医有自己独特的认识，它和空气的"气"不同。气本来是古代哲学的概念，指的是构成宇宙的基本物质；气的运动变化导致了万事万物的产生和变化，就连我们人体，都是天气下降、地气上升、两气相交而产生的。所以庄子就在《知北游》中说道："通天下一气耳。"后来，古代医家把这个观点引入中医学，用来说明人体的生命活动现象，之后逐渐发展成一套完整的中医理论体系。

❖ 气会膻中

从位置上讲，膻中居两肺之间，肺主气，而且是自然界之气和脏腑之气交会的地方。从功能上说，膻中是宗气的发源地，宗气是全身各气的宗主，有统摄诸气的功能。

宗气，又叫大气，是积聚于胸中之气，也是人体后天的根本之气。宗气的生成是由肺吸入的自然界清气和脾胃吸收转输而来的水谷精气在胸中相结合而生成的。《黄帝内经》中说："宗气积于胸中，出于喉咙，以贯心脉，而行呼吸焉。"所以宗气的作用有两个：一是行呼吸，就是维持肺的呼吸功能；二是贯注心脉，即保证血液循环的正常运行。故凡是语言、声音、呼吸的强弱，气血运行正常与否，都和宗气的盛衰有关。

明代针灸大师杨继洲所著的《针灸大成》里记载有一则医案，记述的是杨继洲给当时刑部的一位官员治疗类似咽喉炎的病症。由于这位官员经常在大会小会上发言、参加重大案件的审讯工作，说话太多，用喉过度，得了咽喉炎。这个难受啊，总感觉喉咙里有异物存在，吞不下吐不出，十分难受。从中医的角度讲，这个病属于梅核气一类。由于喉咙里老感觉有异物，就经常不由自主地咽唾沫，个人形象在人前大打折扣。况且由于职业性质，这位官员必须与人接触，这个病给他带来了很大的影响，所以他想尽快治好这个病。可是请遍了名医、吃过了各种名贵药材，还是不见好转。后来一位来自东阜的徐姓大夫向这位大人说了实话："您这个病，病位在胸膈之间的地方，不是靠服药能治好的，需要使用针灸治疗才能治好。这个病我也治不好，这样吧，我给你推荐一个人，他擅长针灸，您找他去看。"此人推荐的这个医生就是杨继洲。杨继洲在这位官员的膻中、气海两个能调畅人气机的穴位上，先用毫针进行针刺，再用艾叶在这两个穴位上灸了几十壮之后，患者咽喉炎的症状大大减轻，后来再经过慢慢调理，这位官员的嗓子最终恢复正常。杨继洲就是利用膻中"气会"的作用治好了这位官员的"气病"。

人们发现越来越多的问题无法从西医学上得到解释，也得不到有效的治疗，于是人们又想起了我们老祖先留给我们的财富——中医。于是乎，民间掀起了一股中医热。知识分子以了解中医、懂中医为时尚，也有很多人都买了一些白话解、现代释义的《黄帝内经》来看，**不仅是为了看书中对于生命、疾病的一些见解，更重要的或许是因为这本书对整个自然界中的规律进行了论述。**

其实对于专业学习中医针灸推拿的人来说，在床头备一本原文的《灵枢》《素问》(《黄帝内经》的两部分)，每天翻一翻更是十分必要的。除了这一中医的奠基之作之外，还有另外一本书，在我们刚入学的时候，老师就要求我们买来每天读一读，这就是杨继洲所著的《针灸大成》。

杨继洲 杨继洲是明代的一位著名的针灸医生。他是明代三衢人（现今浙江省衢州市人），生活于公元1522年至1620年。他出身针灸世家，他的祖父杨益，是太医院的御医，其著作《集验医方》流传于世。杨继洲的父亲也是当时的名医。

杨继洲并不是一开始就学医的，他刚开始也是攻读儒学，渴望功名的一个人，但是很不幸，他在科举的道路上很不顺，让他大受挫折。于是，他放弃了科举仕途，一心研习医学。由于他天资聪颖，再加上家传，世代行医，所以他在医术上的造诣很深，尤其是擅长针灸。他后来也成为一名御医。他给人治病，常常是两三针扎下去，立马见效，所以他在当时也很有名气。

《针灸大成》是杨继洲根据家传的《卫生针灸玄机秘要》一书，再参考众多书籍中的针灸内容编辑而成。全书内容共分十卷，系统地论述了针灸的基本理论、针灸歌赋以及手法、治法、医案等。对针道源流周身经穴及制针法、补泻手法、治症总要等均有论述。他主张"病以人殊，治以疾异""治法因乎人，不因乎数""变通随乎症，不随乎法"，体现了辨证论治的思想，对针灸学卓有贡献。其中四策内容，即"诸家得失策""头不多灸策""穴有奇正策""针有深浅策"皆为策问体。这四篇策问体文章以优美的文句论述了深刻的医学理论，可以说是一本针灸学专著，对针灸有兴趣的朋友们不妨买来读一读。

❖ 膻中者，为气之海

宋朝医生王执中曾治疗过这样一个病人。有个男子患了咳嗽，突然有一天频频呃逆，连着好几天都这样，其他医生都束手无策。王执中只是用手按了几下膻中穴，病人的呃逆就好了，然后再用针刺膻中，咳嗽也痊愈了。男子的咳嗽、呃逆属于肺气上逆，膻中是气海，既反映气分病之，也能治疗，所以按之有应，针刺有效。

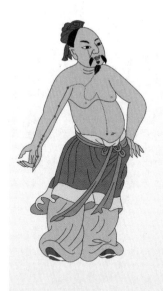

膻中穴能治疗各种"气病"，在这个问题上我也是深有体会。记得两年前的一天，我和爱人正在家里吃饭，忽然门铃响了，开门一看是爱人的朋友。她满面怒容，嘴里嚷嚷着"我要离婚"！不用问，肯定是和老公吵架了。我爱人安慰了她几句，朋友又说胸闷得很，觉得快喘不过气来了，我爱人就让我给治治。我在她膻中穴扎了一针，得气后取针，朋友说舒服多了，胸中好像豁然开朗了。我又告诉她双手合十擦膻中的方法，让她回去没事就做做。

三天后我问我爱人这个朋友怎么样了，我爱人说她已经没事了，和老公也恩爱如初了。当然了，气顺了自然万事都顺啊。

大家想想，我们平时遇到气不顺的时候，是不是第一个动作就是上下擦胸口？这是人的本能，是人类在经历无数次实验后自动选择的方法。其实，这也从另一个角度说明了膻中是人体气的集散地。

记得小时候看武侠片的时候，经常看到某个武林高手一指点到对方的胸前，对方立刻就不能动弹了。当时我搞不懂是怎么回事，就常常想象着自己也是个高手，"逢人必点"，可是怎么点也不能把人定住。后来长大了，学了医才知道，这个地方是膻中穴，点穴是要修习内家功法的，手无缚鸡之力的我怎么可能有点穴的本事呢？而且膻中穴也是人体的 36 个死穴之一，下面紧邻心脏，如果遭到重击就会导致宗气涣散、心慌意乱、神志不清，严重的还会危及生命。而且这里是养生家最重视的中丹田，需要好好养护，怎么能轻易击打损伤呢？电视和小说毕竟不是生活，大家千万不要看见什么就学什么。

"丹田"一词本来是道教内丹派修炼的术语。人体有三块重要的田地：**上丹田百会（也有人说是印堂）、中丹田膻中和下丹田关元（也有说是气海），这三个丹田分别是藏神、藏气、藏精的地方，是"性命之根本"。**

精、气、神知多少

古人云：天有三宝——日、月、星，地有三宝——水、火、风，人有三宝——精、气、神。

精，有先天和后天之分。先天的精是来源于父母的生殖之精，藏于肾，又称肾精，是构成新生命的原始物质。《黄帝内经》说："生之来谓之精。"**后天之精是来自脾胃化生的水谷精微，藏于五脏之中。**在人的生长发育过程中，肾精也要得到后天精微的充养才能发挥作用。精是人体之本，不能轻易外泄。精足则身体强壮，精少则体弱多病。

寡欲以养精。纵欲过度会让男子出现遗精、早泄等症，女子则会崩漏带下、不孕或流产。不仅如此，五脏精气也会跟着受损，导致腰膝酸软、头晕耳鸣、心悸健忘、失眠多梦、精神不济等劳损病症。所以清心寡欲是养生的第一要务。

神源自于精，由先天精气生成，经过后天水谷精气充养而成。《黄帝内经》云："两精相搏谓之神。"神有广义和狭义之分：广义的神是指人体生命活动的外在表现，包括眼神、神色、神态等；狭义的神就是指精神活动，例如高兴、发怒、悲伤、惊恐等。

在养生家眼中，狭义的神又分为元神、识神和欲神。元神是来自先天的，是生命的主宰，藏于脑中，所以道家把百会（或印堂）定为上丹田，无论呼吸吐纳，还是导引调息都是为了保养元神。识神又称思虑之神，张锡纯说："识神者，发于心，有思有虑。"识神包括人的感知、思维和意识等活动。欲神是人以满足生理和心理需求为目的表现出来的生物本能，就是我们平时说的冲动。历代医家和养生家都强调要恬淡虚无、收心养性，就是为了减少识神和欲神的骚动，来达到守护元神的目的。

气是人体生命活动的最基本物质，也是由先天精气生成，经后天精气滋养，加上自然界清气充实，三者共同组成人体之气。气是无形而主动的，通过功能活动才能表现出来，具有推动、温煦、固摄和防御作用：能激发和推动人体的生长发育、脏腑经络的生理功能和促进血液的生成运行以及津液的代谢；能维持体温，温煦脏腑，维持血液正常运行；能护卫肌肤，抵御外邪入侵；还能固摄脏腑器官，血、汗、尿和唾液等津液。

气的分类有很多种：如通过肺呼吸的称为自然界清气；经过脾胃吸收消化的是水谷精气；分布在下焦藏于少腹的叫元气；分布在胸中的是宗气；分布于经络之中的称为经气；保护机体、行于血脉之外的为卫气；有营养作用、行于血脉中的是营气等。它们各司其职，共同完成人体的各种活动。

精、气、神三位一体，一荣俱荣，一损俱损。养生家都以此为锻炼核心，道家尤其重视这三宝。只有精足、气充、神全，人才能祛病延年，"寿敝天地"。

从西医学角度来说，膻中穴后面藏有胸腺，胸腺是体内最重要的免疫器官之一，胸腺分泌出来的免疫活性肽能监视体内的变异细胞，如果发现细胞异常，它就会毫不留情地将其消灭。现代科学证明，人体衰老是从胸腺开始的，胸腺活性降低，变异细胞不能识别，也就不能及时将其清除，随之而来的就是新陈代谢减慢，人体各个脏腑器官开始衰退。**经常按摩膻中穴可以激活胸腺，延缓胸腺萎缩和免疫功能衰退，起到未病先防、延缓衰老的作用。**

❖ 皇帝特使——膻中

膻中穴是心包的募穴。募穴是脏腑之气会聚在胸腹部的特定穴位，五脏六腑加上心包共有十二个募穴。就解剖位置而言，募穴位于所属脏腑附近，是脏腑经气横向流注的具体体现。因此，某一脏腑发生病变时，募穴又是邪气出入的场所，可取相应的穴位来治疗。

在人体的各个脏腑中，心处于最高级的地位，相当于古代的皇帝。《黄帝内经》当中说："**心者，君主之官也，神明出焉……膻中者，臣使之官，喜乐出焉。**"这里的膻中，指的就是心包。因为膻中穴的位置在心包之外，并且是心包的募穴，所以在《黄帝内经》当中经常用"膻中"来代指心包。臣使，是古代主管传达君主命令和意志的官员。因为心是皇帝，只管发号施令，而不去做具体工作，那么君主发出来的指令要通过谁来传达、贯彻呢？就是心包，所以说从地位上说，心包膻中是仅次于心的。在其位就要谋其政，除了传达主上的命令，在邪气入侵的时候，心包也要尽到做臣子的责任，就是代心受邪，使心脏免受伤害。

中医还认为心主藏神，也就是说，人的精神活动是由心来主宰的。而膻中，这个"臣使"之官，则是具体负责人的精神活动的，所以说"喜乐出焉"。**通过刺激膻中穴，可以对心包的功能进行调节，进而对人的情绪进行调节，消除不良情绪对人体气机的影响**。总之，当我们感觉情绪压抑、心胸憋闷的时候，通过按摩膻中穴，可以起到宽胸理气、解郁除烦的作用。另外，当你面临面试、考试的时候，一定会紧张不安，这时候不妨用手掌上下抚摸膻中，同样可以缓解压抑、紧张的情绪。

《本草备要》在介绍"冰"的时候说："冰，味甘寒，太阴之精，水极似土，变柔为刚。所谓物极反兼化也，伤寒阳毒热甚昏迷者，以一块置膻中良。"意思是说，人在热盛昏迷的时候可以把一块冰放在膻中穴上，能起到清心开窍、理气苏厥的作用。

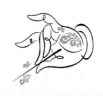

❖ 揉膻中，调乳腺

我常常碰到这样的案例：小李是个在外企工作的漂亮女孩，但是工作压力之大和胸衣穿着的不当，使得她年纪轻轻就得了乳腺增生，胸部常常胀痛，尤其在特殊日子里更是难熬。我询问她病史的时候，得知她月经不是很有规律。我先是用体针给她调理，再教给她方法让她自己按摩穴位和乳房，当然，不合适的胸衣也要忍痛割爱了。这样治疗了三个疗程，现在的小李已经没有了上述症状，去体检的时候乳腺增生也消失了，成了一个真正"内外兼优"的姑娘。

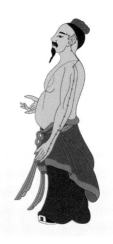

其实，早在几千年前，我们祖先就看到了乳房和疾病的关系。《妇科玉尺》就有记载："妇人之疾，关系最巨者则莫如乳。"可见，先人对乳房疾病有多重视。穴位按摩不仅对乳房的发育和塑性有很好的作用，更对乳房疾病的防治有神奇的效果。

膻中穴位于两乳之间，是任脉的穴位，络学中有"任主胞胎"的说法，意思是女性的很多疾病都要从任脉诊治。刺激膻中穴，从局部来说可以调畅胸乳的气血，用于丰胸及预防乳腺疾病。从整体来说可以调理任脉经气，发挥调节生殖系统功能的作用，用于治疗各种妇科病。现代人用体表红外辐射光谱扫描的方法，证实在乳腺增生病患者中，膻中穴较其他地方的红外辐射强度降低，这就显示出膻中穴是乳腺增生特殊的病症反应点。所以在治疗乳腺增生时，膻中是预防和治疗的必选穴位。

刺激膻中，调理乳房的正确方法：

① 揉法：拇指或由手掌大鱼际部先顺时针后逆时针各按揉 20 次，反复 10 次。

② 擦法：拇指或手掌大鱼际部由上向下按擦即可，持续 5~10 分钟。

③ 推法：两只手掌面自膻中穴沿胸肋向两侧推摩至侧腰部，20 次左右。

④ 灸法：用艾条常法灸即可，每次 10 分钟左右。适用于有寒证者或产后缺乳者。

调理乳房要选用正确的方法，切忌走进以下**三大误区**。

误区 1：疯狂大力地按摩损伤乳房：很多人认为按摩是有效的丰胸方式，其实乳房很娇弱，按摩的力度是一个非常科学的值。如果乳房受外力大力挤压，可能造成两大伤害：一是乳房内部软组织易受到挫伤，或使内部引起增生等；二是受外力挤压后，较易改变外部形状，使上耸的双乳下垂等。

误区 2：用过冷或过热的浴水刺激乳房：社会上流传着这样的丰胸方式，每天用冷水自下而上冲击乳房，来达到丰胸效果。这是极其不科学的也很不健康的做法。乳房周围微血管密布，受过热或过冷的浴水刺激都是极为不利的，这样不仅会使乳房软组织松弛，也会引起皮肤干燥。

误区 3：长期使用"丰乳膏"伤害身体：丰乳膏一般都富含较多雌性

激素，涂抹在皮肤上可被皮肤慢慢地吸收，进而使乳房丰满、增大，但是一旦停止使用，乳房就会回缩。如选择不当长期使用，或滥用各种劣质丰乳膏，就会导致月经不调、色素沉着、皮肤萎缩、变薄，还会使肝脏酶系统紊乱，胆汁酸合成减少，易形成胆固醇结石。

我们人体中就有天然的丰乳膏，**每天正确按摩膻中穴和乳房，促进血液循环的同时，也达到了丰胸的效果，何必舍近求远，用健康来换取所谓的美丽呢？**

胸衣的重要性

每位女性，从青春发育期乳房基本定型开始，除了在床上睡觉时，都应该养成每天戴胸罩的习惯，无论春夏秋冬，还是产后哺乳，都要坚持。文胸不但有助于乳房的塑形，更能通过给乳房提供可靠的支撑和托扶，使乳房的血液循环通畅，对促进乳汁的分泌和提高乳房的抗病能力都有好处，文胸对乳房的保养可谓不可或缺。

但是胸衣的选择也是一门学问，胸衣不能过紧，也不能过松。晚上睡觉时要把胸衣取下来，以保证睡眠时呼吸顺畅、血液流通。有些女孩发育比较成熟后乳房体积仍较小，仍选用很松的胸衣甚至不肯戴胸衣，这样就会使乳房失去依托，易引起下垂甚至变形。所以建议女性朋友们要认真选择适合自己的胸衣。

❖ 搓擦胁肋，疏肝解郁

胁肋部是足厥阴肝经和足少阳胆经的循行之处，同时肝脏和胆囊也在右侧胁肋部，而且肝胆的募穴期门和日月也都在胁肋附近。所以无论是肝胆经出现病变还是脏腑有异常，都可以通过胁肋部的经络和穴位来治疗。

肝藏血，主疏泄，是喜欢条达的脏腑，气机抑郁不舒首先影响的就是肝。肝经"抵少腹，布胁肋，过乳房"，气如果郁在经络，两侧少腹、胁肋和乳房就会出现胀满疼痛；肝在志为怒，如果郁结在脏腑，人就会烦躁暴怒或是郁怒叹息；气郁导致血瘀，女子会出现痛经、崩漏等月经疾病。胆为中正之官，主决断，是喜欢清静的脏腑，而且肝胆相表里，气病也容易波及胆。足少阳胆经"循胸，过季胁"，经络受阻则胸闷胁痛；胆主决断，受扰则心中惊悸不安；影响到胆汁分泌则口苦口干等。

胸部乳头直下的第六、七肋间隙的位置是肝的募穴期门和胆的募穴日月，我们上面说了募穴是脏腑之气在胸腹会聚的地方，所以当肝胆气机瘀滞的时候，一般在这两个穴位附近都有压痛或出现结节、条索等变化。 因此胁肋部既可以用来诊断肝胆疾病，也是治疗相应经络、脏腑病变不可缺少的部位。中医认为女子"以肝为先天""以血为本"，加上女人生来就比男人心眼小、爱生气，所以临床上因为情志不舒而生病的大多都是女人。

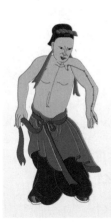

我有个朋友，平时婆媳关系就不太好，有一次她和婆婆吵了几句，给我打电话说胸口闷得慌，胸部两侧很疼，问我是不是得什么病了。我问了她前因后果，知道是生气所致，由于当时不方便扎针，我就在电话里告诉她搓擦胁肋的方法，让她照着做。过了半个小时，她打电话说已经好多了，两胁也不疼了，我趁机告诉她尽量少生气，她都这样了，她婆婆岁数大了，岂不是更伤身体？朋友在电话里沉默了一会，说以后尽量不和婆婆吵架了。

西医学所说的肋间神经痛也能用这个方法治疗。我曾遇到过一个外国人，来到中国后由于工作繁忙，精神紧张，近日突然左侧第四、五肋间疼痛难忍，西医诊断为肋间神经痛，吃了几种止疼药都不管用，经朋友介绍来到我们门诊。我在他胁肋的京门和章门穴、脚上的太冲穴扎了几针，留针20分钟，起针后病人说不疼了，并冲我竖起大拇指。我告诉他回去后多擦擦胁肋。几天后他又来我门诊，非要请我吃饭，说是现在一点都不疼了，直说中国的针灸真是神奇。

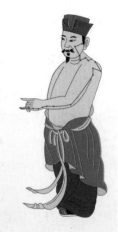

延伸阅读

程氏刮痧催乳法

刮　痧

看过电影《刮痧》的人一定还对里面的情节印象深刻吧。华人许大同和简宁移居美国8年，终于通过努力实现了他们的美国梦：有了一个幸福的家庭、一个可爱的儿子和令人羡慕的社会地位。可是不久之后，一个意想不到的灾难降临了，5岁的儿子丹尼斯肚子疼，大同的父亲因为看不懂药品上的英文说明，就用中国传统的刮痧给孙子治病。由于中西文化的巨大差异，丹尼斯背上那一道道刮痧后留下的瘀痕让美国人触目惊心，同时也让许大同背上了虐待儿子的罪名，并且引发了父子分离、夫妻分居等一系列悲剧。虽然故事以大团圆结局，但是大同父亲的一句话至今还在我耳边回荡：刮痧在中国已经几千年了，到了美国怎么就说不清楚了呢？

的确，刮痧疗法源远流长，历史悠久得连年代和发明人都难以考证了。由于刮痧疗法和砭石疗法有很多类似的地方，所以也有人认为刮痧疗法和砭石疗法的起源一样，都是源于旧石器时代人类的偶然发现。**刮痧，是通过使用各种器具，如牛角、玉石等，在皮肤相关部位刮拭，以达到疏通经络、活血化瘀之目的。刮痧可以扩张毛细血管，增加汗腺分泌，促进血液循环，对于高血压、中暑、肌肉酸疼等所致的风寒痹证都有立竿见影的效果。**经常刮痧，可收到调整经气、解除疲劳、增加免疫功能的疗效。

"痧"字是从"沙"字演变而来。最早"沙"是指一种病证，指夏秋之间，因为感受风寒、暑湿之气，或受到疫气、秽浊之气而出现的身体寒热、眩晕、胸闷、恶心、腹胀、上吐下泻等一类的病症，在古代人们称为绞肠痧、吊脚痧、转筋痧等。这些疾病都能通过刮痧使"痧毒"（即体内的病理产物）得以外排，从而达到治愈疾病的目的。

古人刮痧的方法多种多样，使用的工具除了砭石，还包括铜钱、苎麻、麻线、棉纱线以及瓷碗、瓷调羹、牛角板等各种用具，还有不用工具直接用手指拍打的。**由于刮拭过后，皮肤表面会出现大片的紫红色或暗黑色，形如沙粒的斑点，所以人们把这种疗法称为"刮痧疗法"。**随着时代的更迭，铜钱、麻线等都已被淘汰，**现在刮痧板的材料一般都选用牛角、玉或砭石，**不同的材料有不同的作用。例如，水牛角能清热解毒、凉血止血；玉能清热润肺，还有避秽的作用；砭石的功效已在前文提及。这三种材质都能帮助"出痧"，行气活血，有病治病，无病保健。

刮痧板的使用

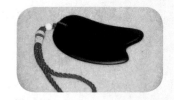

① 板头：用来刮擦颈项、腋窝、掌心、足心等部位。

② 钝凹边：用来刮颈项、头部、四肢和胁肋处。

③ 弓背：用来刮背部、胸脘腹部、四肢、头部等。

④ 钝尾：对人体穴位施以点压法，对人体经脉施以划法。

⑤ 尖尾：对人体穴位施以点刺法。

⑥ 尾中凹：用来刮指、趾、耳郭等部位。

刮痧催乳的治疗方法

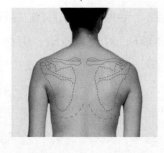

① 请产妇俯卧位，暴露背部，涂抹刮痧油，用刮痧板沿后正中线即督脉从上到下刮痧，时间2分钟，力度以产妇能接受为准。

② 用刮痧板沿后正中线旁开一寸半（即膀胱经第一侧线）从上到下刮痧，两侧共2分钟。

③ 重点刮拭乳房在肩胛骨上的投影点，约为天宗穴处，两侧共6分钟。

④ 在背部拔罐，5 分钟后起罐。

⑤ 治疗后嘱产妇避风寒，喝汤汁以促进循环。

注意事项

① 刮痧前皮肤一定要涂抹介质，不仅可以减少刮板与皮肤的摩擦，降低对皮肤的损害，而且更可以增强渗透力，增强治疗功效。

② 刮痧时力度要适中，如果是给别人操作，要不时询问他人的感受，以稍有胀痛但能忍受为度。不一定任何部位都要刮出痧点，有酸、胀、热感即可。

③ 刮痧时速度也要适中，做到"快而不滑，慢而不滞"。

④ 如果所刮皮肤薄、骨头多，刮痧时间不要太长，以免损伤皮肤。

⑤ 刮痧完 2 个小时内不要洗澡，更不要洗凉水澡。

⑥ 如果在同一部位刮痧，要等痧点完全消失后再刮第二次。

第五式

沟通天地　补养全身

🍃 找准位置

❖ 中脘穴

位于上腹部，前正中线上，肚脐以上4寸。按照骨度分寸法，从胸剑联合到肚脐一共是8寸，中脘穴就在中间的位置。

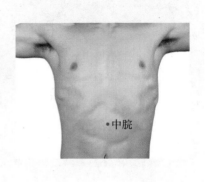

·中脘

《说文解字》中说："脘，胃府也。"也就是说，脘，是胃腔。所以中医也常用脘来代指胃。

中脘穴的命名出自《针灸甲乙经》的条文："中脘，一名太仓，胃募也，在上脘下一寸。"而在这之前，《黄帝内经》中只有关于上脘和下脘的字词："饮食不下……在上脘，则刺抑而下之；在下脘，则散而去之。"书中没有出现"中脘"一词，而是将这个部位称为"上纪"、"胃脘"或"太仓"，如"背与心相控而痛……上纪者胃脘也，下纪者关元也"。虽然古人赋予了这个部位多种名称，但它和胃是脱离不了关系的，古代医家一致认为中脘在治疗胃的疾病上有着独特的疗效。

❖ 关元穴

"关"的本义是指门，或者出入的孔道也。"元"的本义是本、原的意思，也是至大也，至始也。《易经》曰乾元，指乾之全体；坤元，指坤之全体。**关元是人体元阴、元阳出入交通的地方，即先天之气海也。**

066

"关"还有关注、关藏的意思。关元是静坐养气者特别"关注"的地方，是养生家聚气凝神之所，在呼吸间将精气"关藏"于此，从而长养元气，亦即老子所谓"玄之又玄，众妙之门"也。

另外，关元也称为"下丹田"。前文介绍了人体有三个丹田，关元就是其中藏精的下丹田。下丹田是气功修习者最重视的地方，不仅是真气出入的地方，而且是男子藏精、女子养胎的部位，要好好养护。

❖ 神阙穴

神阙穴就是指人的肚脐。据说，人的肚脐眼儿在 40 岁之前是竖着的，之后就在不经意间变成横卧了，再后来就益发谦恭地往里缩了。

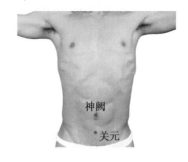

关元：在下腹部，前正中线上，当脐中下 3 寸。
神阙：在腹中部，脐中央。

神阙：神，尊也、上也、长也，指父母或先天；阙，牌坊也。所以神阙之名的意思就是指先天留下的标记。对于神阙穴名的解释，还有其他的记载：神，变化之极也，阙为中门，以示显贵。可能因此处为先后天交通的门户，可通往神仙居住的地方而得名。

不管哪种解释，都提醒我们：**神阙，是人体生命最隐秘、最关键的要害窍穴，是人体的长寿大穴，是先天与后天的关键联系点，是先天经络系统的核心。**可以说，没有神阙，生命将不复存在。

❖ 腹部

简单来说，腹部是指胸以下、骨盆以上的位置，内部藏有人体的消化和泌尿生殖系统，如胃、肠、肝胆、子宫等重要的脏腑器官。从经络方面说，人体的十二经脉、奇经八脉都和腹部有着千丝万缕的联系，有的直接经过腹部，有的通过表里经脉或是经别、经筋和腹部发生联系。所以通过按摩腹部，就可以达到调整全身各个脏腑组织器官功能的目的。

动作要领

将双手手掌叠放于腹部，先以中脘为中心，摩擦上腹部；再以关元为中心，摩擦下腹部；最后以肚脐为中心，摩擦全腹。

步骤：

1　以中脘穴为中心，摩擦上腹部，摩擦 10 周，有热感向内渗透为度。

2　以关元穴为中心，摩擦下腹部，方法同上。

3　以肚脐为中心，摩擦全腹，上到中脘穴，下至关元穴。摩腹 10 周，以有热感向腹内渗透为止。

4　仍以肚脐为中心，摩擦全腹，上到中脘穴，下至关元穴。摩腹 10 周，以有热感向腹内渗透为止。

摩腹的时候要轻柔和缓，要做到"皮动肉不动"，以有热感渗透到腹中为佳。

本式详解

❖ 中脘补后天

中医上讲脾胃为后天之本，气血为生化之源。人在出生之前禀受的是父母精气，一旦离开母体，所有的来源都是饮食水谷，而这些原料最先到达脾胃。五谷杂粮要经过脾胃的消化吸收，太阴脾主升散，把水谷精微之气上输心肺，滋养五脏，洒陈六腑，流布全身；阳明胃主通降，水谷经过胃腑而不停留，代谢后的糟粕秽浊向下传导。脾升胃降，就是把水谷中的精微物质提炼出来，或者化气，或者变血，灌溉五脏六腑、四肢百骸，所以说脾胃是我们后天生存的根本。不仅如此，五行中脾胃居于中央，属土，脾胃受伤，不仅直接影响这两个脏腑的功能，如脾气下陷则生泄泻、脱肛，脾虚不统血导致崩漏、月经过多，胃气不降反升则脘腹胀满、呕吐反胃，而且还会累及其他脏腑。李东垣曾说过"内伤脾胃，百病由生"，例如伤及肺则生痰饮、咳嗽，伤到肠腑则生泄泻或便秘，土不制水则发水肿、咳喘等，这些也都是脾胃为后天之本的表现，治疗时应该以调理脾胃为中心。

南宋医家王执中自己患有心痹，发作的时候痛不可忍，就经常用艾灸中管（中脘）数壮，灸完后觉得小腹两边有冷气自下而上，传到艾灸的地方就散了，疼痛即减。据此他体会到艾灸中脘，一是中脘内应胃中，其络通心，艾灸可通经行血，通则不痛；二是灸能温经散寒，心痹多是寒凝血瘀，阻滞经络，不通则痛，寒凝得温则散，气血得温则行（出自《针灸资生经》）。

中脘穴可以补益脾胃，不仅是因为它的位置在胃的中部，更重要的是，中脘是特定穴中胃的募穴，水谷之海，八会穴中的腑会，还是任脉、小肠经、三焦经和胃经的交会穴。一穴身兼数职，可见其重要性。

（1）水谷和胃气汇聚的地方

胃为水谷之海，中脘又是胃的募穴，所以中脘也是水谷会聚的地方。关于募穴，我们在前面章节已经给大家介绍过了，是脏腑之气集聚的地方，非常接近相关的脏腑，因此最能反映和治疗相应脏腑的病变。一方面，当脏腑功能异常时，在相应的募穴常常出现特殊的反应，如压痛、结节、丘疹等变化；另一方面，募穴反过来也可以用于治疗脏腑疾病，尤其是用于治疗六腑病证。中脘穴，临近胃部，所以当胃出现病变、不舒服的时候，这个地方往往先有反应，或有压痛，或者胀满等。在此处施以针刺、按摩、艾灸等，能迅速缓解症状。

中脘穴在临床上是使用频率很高的一个穴位，《扁鹊心书》中，窦材仅用中脘穴一个穴位可治病不下 30 种，包括气厥、尸厥、急慢惊风、产后血晕、无故抽搐、霍乱、虚劳等多种疾病，而且大多用灸法，这也充分反映了中脘穴在人体中占据的重要地位。古人重视这个穴位，现代医生更甚，凡是和脾胃相关的疾病，都选择从这个穴位下手。

中脘穴是胃的募穴，其中会聚的是胃气，古人认为"有胃气则生，无胃气则死"，**胃气强则谷气盛，谷气盛则五脏六腑得以滋养。所以也有人把胃气看作是人体的康复能力。**人生病之后，如果胃口好，能吃饭，那么一定能很快恢复健康；如果胃口差，水谷不进，那病愈后多为不良。大家都知道久病的患者不能吃大鱼大肉和刺激性的食物，而**要吃清淡的食物，最好的就是喝牛奶和粥**，这是为什么呢？因为生病久了脾胃早就受损了，鱼肉和刺激性的食物不仅会加重损害度，还会重新诱发疾病，而**牛奶性平，能补血脉、益心气、长肌肉**，而喝粥的好处就更多了。明代医家李时珍专门描述了喝粥的妙处：**"每日起，食粥一大碗，空腹空虚，谷气便作，所补不细，又极柔腻，与肠胃相得，最为饮食之良。"**粥比较容易消化吸收，不同的粥有不同的功效，如粳米粥能补脾和胃兼清肺，莲子粥有补心安神的作用，粟米粥可养胃益气等。

（2）六腑精气齐聚一堂——腑会

腑会是八会穴之一，所谓八会穴，是指脏、腑、气、血、筋、脉、骨、髓八者精气会聚的特殊穴位。膻中是气会，而**腑会就是我们这里讲的中脘穴。"腑"指六腑，包括胃、胆、大肠、小肠、膀胱、三焦，这六者的精气都会聚在中脘穴。**

虽然六腑的功能各有不同，但它们都是化水谷、传津液的器官，饮食物的消化吸收、津液的输布、废物的排泄等一系列过程，就是在六腑的分工协作下共同完成的。例如，胆贮藏和排泄胆汁，以助消化；小肠接受、盛贮来自胃已初步消化的饮食物，并进一步消化，分成清与浊两部分，清者为营养，归小肠吸收，经脾转运至全身，浊者为糟粕，下移大肠；大肠接受小肠下注的水谷，再吸收其中多余的水分，使食物残渣变化为粪便，由肛门排出；膀胱则是贮尿、排尿的重要器官；三焦是通行人体元气和津液的通道。

由于中脘在胃脘部，是胃的腑气直接联系的地方，因此认为中脘是六腑精气会聚之所。这也从侧面反映了古人对"脾胃为后天之本"的重视。

> 罗天益在《卫生宝鉴》中记载了这样一个病案。有个姓范官员的夫人生病了，脘腹胀满，早上吃饭就吐，晚上吃不下饭，两侧胁肋部刺痛。据罗天益分析，这位夫人属于阴阳返作之证，《黄帝内经》曰："清阳在下，则生飧泄，浊阴在上，则生䐜胀。"中脘处在阴阳升降的枢纽之处，会聚六腑的精气，于是罗氏用艾灸灸中脘数壮，这位夫人的胀满就消除了，饮食也恢复了正常。

（3）交会穴

中脘是任脉、小肠经、三焦经和胃经交会的穴位。也就是说，中脘不仅直接联系胃腑，经脉中的气血还直接交通于小肠经、三焦经与胃经，使中脘成为补益后天、治疗消化系统疾病的重要穴位。

如今的白领工作可真是忙，常常加班不说，有时候甚至连饭都吃不上，饿了一天了，看到好吃的自然就想一下吃个痛快。再加上平时压力大，一点**小小的不顺心就能闹得心胸腹部胀满、不舒服，没有食欲。这时不妨在中脘点揉按摩一下，可使脾胃的阳气得到振奋，很快就能缓解胃胀、胃痛。**

这里有一个很有趣的病案。曾经有一个姓区的老妇人，患有胃病已经七八年了，痛苦不堪。去找医生瞧病，她对医生诉说自己的病情：自己腹部胃的位置处，有一个隆起的包块。痛苦的是每当饥饿的时候，腹部就会疼痛难忍，如果多吃不易消化的食物，疼痛就会得到缓解。七年以来，她被这个病折磨得不轻，以致现在都已经瘦得皮包骨头了。

你说奇怪不？胃不舒服，吃了不易消化的食物反而会好受些。这与平常胃不好的人只能吃容易消化的食物，吃了不易消化的食物会难受的情形

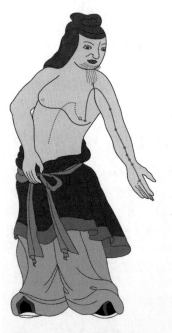

背道而驰。

于是医生给这位老妇人号了号脉，又看了看舌头，发现这个妇人的脉象很奇怪，一会儿变强，一会儿变弱，顷刻之间变换数次，舌苔上面布满了红白相间杂的小点，就像蒙了一层灰白的薄苔。红白相间杂，即是舌苔有部分剥脱，属于内有寄生虫感染的征象。医生根据脉象和舌苔等症状，给出了诊断：寄生虫病。

第一次治疗，这位医生先给予了老妇试探性的治疗，针刺了多处的穴位，告诉患者，让她明天再来复诊。次日患者来了之后就抱怨这个医生，说："你不给扎针倒还好，昨日针刺之后，虽然饭量增多了，但是疼痛依然照旧，并未能缓解。"这个医生经过思考之后，决定再给她针刺中脘穴。针刺入中脘之后，要留针啊，结果不到十分钟，患者狂叫腹部剧疼，难以忍受，就想自己把针拔出来，被医生阻止了。老妇人接着说想呕吐，话音未落，即从口中喷射而出奇臭难闻的臭水，并且喷出了一条一尺来长、形似蛇状的东西，掉在地下还不停地蠕动。当时同一诊室中还有其他正在治疗的患者，看到这个怪东西之后，都吓得顾不得拔针，夺门而逃，这个老妇人自己也昏倒在地。等她苏醒过来以后，惊奇地发现折磨了她七年的胃病，竟然好了。多么神奇的一个穴位啊，一针而使折磨了患者七年的寄生虫从胃中排出，解除了患者多年的胃病困扰。

所以说脾胃是后天之本，各种沉疴顽疾都会累积脾胃。脾胃实则诸病皆实；脾胃虚，诸病皆虚。所以清代医家王三尊在《医权初编》中说："**一切虚证，不问在气在血，在何脏腑，而只专补脾胃。**"

❖ 关元益先天

　　古时候有个人因为恼怒悲伤而生出疾病，白天的时候安静，晚上则烦躁不安，也吃不下饭，诊脉的时候左手脉搏几乎没有，当时的医生都认为这人活不了了。而窦材则说，这是肾厥病，是因为寒气侵犯了脾肾两条经脉，应该灸中脘五十壮、关元五百壮，每天再服用金液丹和四神丹。治疗到第七天的时候，病人的左手脉搏已经能摸到了，过了一会儿，又排泄出很多青白色的脓便，疾病得以治愈。

在这个医案里，病人的先天之本——肾和后天之本——脾胃都被寒邪侵犯了，导致身体真元之气大衰，不能鼓动脉搏，所以应该及时温阳散寒，保住根本才有生机。而中脘和关元分别为后天和先天之气出入的地方，故灸这两个穴时收到补气散寒的效果最为迅速。

元气，是指禀受先天的原始之气，是人体的元阴元阳之气。元气由元精（父母之精）所化生，经过后天水谷精气和自然清气结合而成精、血、津液等阴气、卫气和营气等阳气。阴气主物质、阳气主功能，阴、阳二气相互转化，共同组成人体组织、器官生理功能的基本物质与活动能力，也就是西医学所称的新陈代谢。

元气是生命之本、生命之源，元气充足则健康，元气受损则生病，元气耗尽则死亡。元气决定着生命的全部，也就是说，元气充足免疫力就强，从而可战胜疾病。有的人生来就身体健康，有的人，一生下来就体弱多病。如果人体元气不足或虚弱，就不能产生足够的抗体或免疫力去战胜疾病，最终导致死亡。

关元是元气出入的门户，可守护保养元气，从而使全身经脉都可以得到滋养而功能旺盛，延年益寿自然不在话下。

在《扁鹊心书》中曾记载了这样一个故事：据传，南宋绍兴年间有个士兵名叫王超，是山西太原人，身手颇为矫健，但其人心术不正，退役之后改做江湖大盗，到处为非作恶，屡屡得手，官府怎么也抓不到他。这不仅是因为他身手敏捷，更重要的是他一听到风声不对，就躲入深山老林之中，数月不出，虽衣衫单薄，却不畏寒暑。直到90岁时，此人还精神矍铄，面色丰润，不现老状，使湖南岳阳一带居民多年来深受其害。终于有一天，90多岁的王超被官府擒获，处以死刑。

临刑前，监斩官见他身体健壮，异于常人，就问他是否有特殊的养生术，不然怎么能这么大年龄还能藏于山林，耐受饥饿和寒冷，成功躲避官府的通缉？

王超回答没有，只是说自身火力旺、阳气充足而已，而他增强自身阳气的方法，就是每当夏秋之交，即以艾烧灼小腹一穴千炷。久而久之，不怕寒暑，即使不食数日亦能忍受，还说自己感觉肚脐下小腹处，像有一个小火炉在烧一样暖和。监斩官不信，于是等将其处死以后，令人剖其腹部温暖处，得一块非肉非骨、凝然如石状物，确实为艾烧灼所成，才相信大盗之言不虚。故事虽然传奇了些，**但是在临床上确实能通过关元来补气健体，越早补益元气，就越可延寿命、保健康！**

❖ 肚脐固本元

在人体的300多个穴位中有两个是不能进行针刺的：一个是乳中穴，位于乳头正中，仅作为定穴的标志，不针也不灸。另外一个就是神阙，位于肚脐的正中，这个位置因为难以消毒，针刺后易感染而被禁针，也往往被人们所忽略，但它却是人体腹部的核心。记得小时候，不管多热的天，睡觉的时候家里人一定会提醒，要记得盖住肚脐眼，要不然第二天就该拉肚子了。这样做就是为了防止风寒从肚脐眼侵入机体，这个地方可是邪气致病的捷径，能直接导致脏腑的病变。所以，我们对待神阙穴，要像对待国家一级文物一样去保护它。

肚脐是脐带剪断之后形成的凹陷，中医称为神阙穴。神阙隶属于任脉，通过经络与全身五脏六腑、四肢百骸、五官九窍、皮肉筋脉相联系。十二经脉、奇经八脉有的直接过脐，有的间接与神阙脉气相通。而且**神阙穴下面即是关元穴，二穴脉气相通，元气发于关元，第一个联系的地方就是神阙，而脐疗就是通过对神阙的作用加上外敷药物的功效，共同起到调整元气和其他脏腑经气的作用。**

肚脐和五脏六腑都有密切的关系。从经络循行上看，《黄帝内经》中说，"手少阴之筋……下系于脐"，足厥阴肝经的一条支脉"入脐中"，"足太阴之筋……上腹结于脐"，"胃足阳明之脉……下挟脐"，肺经"故气从太阴出……入脐中"。

很多脏腑本身也都和肚脐直接或间接联系着。《会元针灸学》中记载："神阙者，神之舍也，心藏神，脐为神之舍。"在小肠的描述上，《黄帝内经》中也提到，"小肠后附脊……外附于脐上"，肚脐的深部直接和大肠相连接，"脐之窍属大肠"。

所以，肚脐神阙和十二经络、五脏六腑息息相关，所以张景岳把神阙穴视为是人体的"生之门"和"死之户"。

西医学认为，肚脐处的皮肤最薄，药物容易透入。同时，肚脐皮下没有脂肪组织，分布着丰富的静脉网，并有动脉小分支，血管丰富，外用药物较易吸收，并能迅速进入血液循环，从而达到治疗的目的。另外，脐部神经末梢丰富，感觉敏锐，通过药熨、艾灸等刺激，能调节神经、调节内分泌，改善各器官功能。

我有个邻居，50多岁，是做设计工作的，晚上经常熬夜到一两点才睡觉，然后第二天上午9点多起床。由于晚上熬夜时间长，所以必须睡到上午9点多才能感觉到不再困乏。有次他跟我说，最近三四个月以来有一个问题严重影响了他的睡眠，就是每天早晨5点左右就会肚子疼，一直把他疼醒。

就觉得肚子里"咕噜噜"直响，然后便意就很强烈，得马上去厕所，往往是大便稀溏，一泄如注。拉完以后，肚子就不疼了，也不叫了。现在他基本上是每天都这样，可早晨5点多的时候是他睡得最香甜的时候，却不得不去厕所，打断自己的美梦，着实影响睡眠。

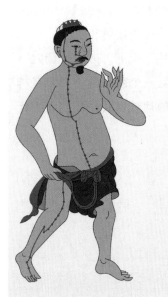

这个病在中医上称为"五更泄"，因为根据古时候的计时方法，五六点钟的时候正好是五更天，所以就这么命名了。我这个邻居，生活不规律，加上年过50，致阳虚不固，所以出现了这种问题。我给他提供的方法就是神阙隔盐灸，就是要在肚脐眼里填满细盐粒，然后在盐上放上艾炷灸。中医认为咸味可以入肾，在肚脐眼里填满盐粒以后再灸，就可以使盐的咸味进入身体，引导艾灸的力量到达肾，就可以达到补肾助阳的目的了。果然，灸了三五次，这位邻居的泄泻就好了，从此他又可以一觉睡到第二天上午9点多了。

据说西汉时候，有个叫义妁的女子，精通医药，经常给乡亲们治病。有一次，从外地来了一位腹部膨隆的病人，其肚子比将要临产的孕妇还大，脐眼突出，身躯却瘦得皮包骨头，奄奄一息。义妁仔细检查病人后，取出几根银针，在其腹部和腿部一连扎了几下，又取出一包药粉撒在病人的肚脐眼上，然后用一条热水浸湿的绢帛裹住其肚脐，并给病人服了中药。几天之后，病人的肿胀症状竟渐渐消退，不到十天工夫，病人就可以起床活动了。后来，汉武帝听说义妁医技高超，便将她召至宫中，封为女侍医，专为皇太后治病。

从西医学角度分析，这位病人患得应该是鼓胀，义㸒刺的穴位大概是诸如阴陵泉、复溜等利水的穴位，而起关键作用的就是最后的脐疗了。所用的药物已不可考，想来应该也是利水消肿的中药，通过肚脐贴敷让药力直接渗入机体，发挥作用。

脐疗法是在肚脐（神阙穴）敷药或运用艾灸、拔罐、按摩等方法来预防、治疗疾病的一种方法，它属于中医外治法的范畴。药物敷于皮肤，能达到肌肉腠理，也同样能将药物透过皮肤直达经脉，散于体内，融入气血津液之中，发挥内外一贯的作用。

脐疗法的起源也很遥远，民间有传说彭祖用蒸脐法、太乙真人用熏脐法来防治疾病。据考证，两人都是殷商时期的人，那就是说，脐疗法在那个时代就已经出现了。而我们中医的早期书籍《五十二病方》中也记载了肚脐填药、敷药和涂药以及角灸脐法。之后的历朝历代都有关于脐疗法的记载，部位不变，但是其中的填充物和方法有了更多的发展。例如从开始的热泥和草敷脐，到后来的盐、姜填脐，还有根据不同病症采用不同的药物敷脐的，很多方法现在还广泛应用。因其具有操作简便、安全有效等特点，已经广泛运用于内、外、妇、儿、美容、保健等各个领域。尤其是用脐疗法痛苦小，对于小儿和老人来说是再好不过的治病保健方法。

现在临床上脐疗的方法多是用灸法，根据放置的药物不同分为隔姜灸、隔盐灸和隔附子饼灸以及用温灸器直接灸等几种。

隔姜灸：多用于受寒导致的呕吐、腹痛、腹泻等疾病。方法是把鲜姜切成直径大约2~3cm、厚约0.2~0.3cm的薄片，中间用针刺几个小孔，然后把姜片放在肚脐上，再将艾炷放在姜片上点燃。当艾炷烧完的时候，用镊子夹走，这叫一壮。灸完所规定的壮数，以使皮肤红润而不起疱为度。

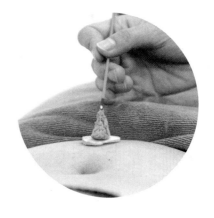

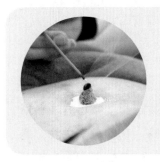

隔盐灸：一般用在上吐下泻和中风阳气虚脱的时候。用纯净的食盐填敷在肚脐中，也可以在盐上再放一个薄姜片，姜片上放艾炷施灸，壮数要根据病情的轻重确定。

隔附子饼灸：可以治疗阳痿、早泄或疮疡久溃不敛等症。将附子研成粉末，用酒调和做成直径约 3cm、厚约 0.8cm 的附子饼，中间也用针刺多个小孔，放在肚脐上，上面再放艾炷施灸，直到灸完所规定壮数为止。

温灸器灸：有调和气血、温中散寒的作用，可作保健灸，方法简单容易推广，也是推荐大家使用的工具。

脐疗法虽然好，但也不是人人都适用的，以下几点需要注意。

① 首先是有严重心血管疾病、体质特别虚弱的人尽量不要用脐疗法。

② 处在怀孕期、哺乳期的女性以及过敏性皮肤者，特别是腹部皮肤有炎症、破损、溃烂者均不适合进行脐疗。

③ 要注意有无药物过敏史，在进行脐疗的时候一定要问清使用的都是什么药物，避免在用药时引起过敏。

④ 在进行脐疗的时候要特别注意保暖。不要在室外进行治疗，让脐部对准风口。要保持室内温暖，适当覆盖衣被，尤其是腹泻、感冒、体质虚弱的患者以及老人和小儿更要注意保暖。

⑤ 如果在操作中遇到需要局部加热，比如艾灸，此时要特别留意皮肤的颜色变化和表面温度，避免温度过高而造成烫伤。

程氏艾灸温阳气

据研究，灸法是古人在很偶然的状况下发明的。古人在用火时，某一部位的病痛因受到火的烘烤而感到舒适，经过反复验证，就有了主动用火烧灼来治疗病痛的方法。后来，进入现代社会之后，针刺不断得到发展，而艾灸却被世人冷落。大概是因为艾灸在施治过程中，艾草燃烧气味很大，或是烧灼穴位的时候，会在身体上留下施灸的瘢痕的缘故。但是艾灸的作用确实不容忽视，尤其对于一些寒证、虚证，艾灸有着其他方法达不到的奇效。

灸法多用艾条、艾绒为燃料。艾，本身就是一种中药，有温经去湿、散寒止血等作用。历代医籍都记载为"止血要药"，又是妇科常用药之一。直到现在，民间还有燃烧艾草驱蚊虫的习俗。

艾灸就是把艾草的功效和热能合二为一，发挥祛风散寒、活血化瘀、温经通络等作用，来改善血液循环、提高免疫力、治病防病、强身健体，对于肩周炎、腰肌劳损、腰腿疼痛、骨质增生以及腰椎、颈椎病等疾病都有很好的疗效。

灸的分类

现在临床常用的灸治方法，可分为艾炷灸、艾条灸、温灸器灸及温针灸四类。

艾炷灸：分为直接灸和间接灸。直接灸又分为瘢痕灸和无瘢痕灸。

直接灸

瘢痕灸：又称"化脓灸"。施灸前用葱液或蒜汁涂敷施灸部位，以增加艾炷的黏附作用，然后放上艾炷燃烧，直至整个艾炷烧完，再加1壮，继续燃点，一般灸5~10壮。这种灸法会使局部皮肤烧伤、起疱及化脓愈合后留有瘢痕，适用于某些慢性疾患，如哮喘、咳喘等。

直接灸	**无瘢痕灸**：用艾炷放在腧穴上燃烧，待其烧到一半或 2/3，患者感到灼痛时，即将未燃尽的艾炷去掉，继续另换 1 壮艾炷再灸。这种灸法，不会使局部皮肤起疱、化脓，灸后不遗有瘢痕。其适用范围较瘢痕灸为广，多用于慢性虚寒性疾病，如哮喘、慢性腹泻、消化不良等。
间接灸	间接灸也称间隔灸。于艾炷之下加一衬垫物，不致直接烧及皮肤。根据其衬垫物的不同而命名。

艾条灸：将艾条的一端在火上燃着后，艾灸患处。因其使用简便，便于掌握热度的强弱及时间的长短，效果良好，故为现代常用的一种灸治方法。**艾条灸分温和灸与雀啄灸两类。**

温和灸	将艾条的一端点燃后，保持一定的距离，置于应灸的腧穴上熏灼，使局部感到有温热感，连续熏灸 540 分钟，至局部发红为止。
雀啄灸	本法施术时将艾条燃着的一端对准皮肤腧穴处一上一下如麻雀啄食施灸，用时需注意不要烫伤患者皮肤。另外，也可均匀地向左右方向移动或反复旋转施灸。

温灸器灸：温灸器是一种特制的金属圆筒，外形分筒体和持柄两部分。筒体上下各有多数小孔，上孔可以通风出烟，下孔用以传导温热。内另有小筒一个，可置艾或药物燃烧。把点燃的艾条或是艾绒放进小筒，套上外面的圆筒，放在需要施灸的部位即可。

温针灸： 温针灸是针刺与艾条结合使用的一种方法，适用于既需要留针又需施灸的疾病。操作方法是，针刺得气后，毫针留在适当的深度，将艾绒捻裹于针柄上燃烧，使针刺局部略感温热。其作用是在针刺的基础上，借艾火热力以温通经脉、宣行气血，用来治疗寒湿痹痛、冷麻不仁、痿痹等。

注意事项

① 凡暴露在外的部位，如颜面，不要直接灸，以防形成瘢痕，影响美观。

② 皮薄、肌少、筋肉集聚处，妊娠期妇女的腰骶部、下腹部，男女的乳头、私处等不要施灸；

③ 关节部位不要直接灸，但可用温灸器施灸。

④ 大血管处、心脏部位不要灸，眼球属颜面部也不要灸。

⑤ 极度疲劳、过饥、过饱、酒醉、大汗淋漓、情绪不稳或妇女经期忌灸。

⑥ 某些传染病、高热、昏迷、抽风期间，或身体极度衰竭、形瘦骨立时忌灸。

⑦ 无自制能力的人（如精神病患者等）忌灸。

⑧ 给小儿施灸时尤其要当心，小儿皮肤娇嫩，在治疗过程中也很难长时间保持一个姿势，所以更容易烫伤，需要倍加小心。

⑨ 晕灸虽不多见，但并不表示没有。一旦晕灸则会出现头晕、眼花、恶心、面色苍白、心慌、出汗等，甚至发生晕倒现象。出现晕灸后，要立即停灸，并躺下静卧，喝温开水，也可再加灸足三里，温和灸 10 分钟左右。

第六式

擦肾俞　搓八髎　温肾阳

🌿 找准位置

❖ 肾俞穴

　　肾俞穴，在腰部，第二腰椎棘突下旁开 1.5 寸。挺胸，吸气，在侧胸部可以摸到我们的肋骨下缘，较胖的人可以用力吸气，用力下压，就可以摸到肋骨的下缘了。沿着肋骨边缘水平向后面摸去，当我们摸到后腰部的肌肉时，这就是肾俞的部位。

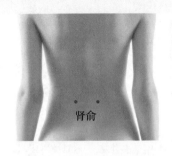

　　肾俞穴是足太阳膀胱经上的穴位。属于特定穴中的肾俞穴，是肾脏之气输注于背部的地方，也是最临近肾脏的穴位。除了治疗肾本身的病变外，还能治疗和其相关的五官病、肢体病等。临床上常用来治疗腰痛、遗尿、遗精、阳痿、月经不调、白带、水肿、耳鸣耳聋、精力减退等症。

❖ 八髎穴

　　八髎穴，也是膀胱经的穴位，"髎"，指骨间的空隙。八髎穴在腰下骶椎上，第一、二、三、四骶后孔中，分别称为上髎、次髎、中髎和下髎，左右共八个穴位，合称"八髎穴"。**在腰骶部，后正中线旁开不到两横指的地方能摸到这几个空**

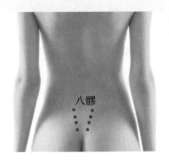

隙，局部按压有酸胀感，对于腰痛、下肢疾病、妇科病、男科病都有很好的疗效。

八髎穴在临床上属于比较难找的穴位，因为这八个空隙较小、不易寻找，且每边的四个穴位，从上到下越来越接近后正中线，不过它们之间的距离因人而异。所以对于较瘦的人来说，采用用手循按的方法容易找准穴位。可是对于比较丰满的人来说，想要找准这八个小孔就比较难了。在这里我们采用的是搓擦的方法，不用拘于具体的定位，只要找到那一片区域即可。

动作要领

将双手手掌放到腰后肾俞的部位，先横向摩擦肾俞部位，然后将手向下移到八髎穴，上下搓动，最后横向摩擦尾椎处，使热力向内向下传导。

步骤：

1　双手拇指轻扣在腰部，其余四指并拢，横向摩擦后腰，从中间脊柱擦向两侧腰部，先从内到外，再从外向内为 1 次，如此重复 10 次，直到腰部有热感为止。

2　手掌竖起，指尖向下，掌根向上，纵向搓热腰骶部的八髎穴，先下后上为 1 次，如此重复 10 次，搓至骶部有热力渗透到体内为止。

3　一手扶住同侧腰部，另一手微握拳，以拇指和食指为侧面摩擦八髎穴下面的尾椎处，左右横向摩擦，重复 10 次，至尾椎处有热感即可。

 摩擦的时候力度可重一些，要有热力渗透到体内。

本式详解

中医上说的脏腑，并不单纯指解剖学上看得见的一些器官，而是包括脏器功能在内的一个整体的概念。所以我们这里说的肾除了指体内像蚕豆似的两个肾脏外，还包括它所掌管的泌尿、生殖系统的一系列功能。中医认为肾中藏精，五行属水，为阴中之阳，主生长、发育与生殖，主水、纳气，与膀胱、骨髓等构成整体的肾系统。

明朝医家李中梓在《医宗必读》一书中指出：**"未有此身，先有两肾。故肾为脏腑之本，十二脉之根，呼吸之本，三焦之源，而人资以为始者也，故曰先天之本在肾。"**

❖ 肾，人之本

肾藏精，这个精包括先天之精和后天之精，先天之精主要是来自父母的生殖之精，《黄帝内经》说："两神相抟，合而成形，常先身生，是谓精。"这里的精就是形成胚胎的最原始的物质，也是生命的本元。**同时，肾中还贮藏后天之精，**《黄帝内经》中说肾"受五脏六腑之精而藏之"，**来源于水谷精微，充养先天精气和维持肾脏系统的功能。**这两种精气都被封藏在肾中，构成肾精，相互充养资助，相辅相成，共同支配着人体的生长发育和生殖功能的成熟，决定着人体的生、长、壮、衰。关于肾精的这个作用，《黄帝内经》有这样一段经典描述：

女子七岁，肾气盛，齿更发长。

二七而天癸至，任脉通，太冲脉盛，月事以时下，故有子。

三七，肾气平均，故真牙生而长极。

四七，筋骨坚，发长极，身体盛壮。

五七，阳明脉衰，面始焦，发始堕。

六七，三阳脉衰于上，面皆焦，发始白。

七七，任脉虚，太冲脉衰少，天癸竭，地道不通，故形坏而无子也。

丈夫八岁，肾气实，发长齿更。

二八，肾气盛，天癸至，精气溢泻，阴阳和，故能有子。

三八，肾气平均，筋骨劲强，故真牙生而长极。

四八，筋骨隆盛，肌肉满壮。

五八，肾气衰，发堕齿槁。

六八，阳气衰竭于上，面焦，发鬓斑白。

七八，肝气衰，筋不能动，天癸竭，精少，肾藏衰，形体皆极。

八八，则齿发去。

上面这段话分别描述了男子和女子的生长发育过程。因为男子比女子发育要晚，所以女子以"七"为周期，男子以"八"为周期，从幼年开始，肾中精气开始充盈，发育到青春时期，随着肾精的不断充盛，便产生了一种促进生殖功能成熟的物质，称为天癸。于是，男子就能产生精液，女性则月经按时来潮，性功能逐渐成熟，具备了生育能力。之后，人从壮年进入老年，肾精也由充盛而逐渐趋向亏虚，天癸的生成亦随之而减少，生育能力亦随之而下降。到女子"七七"和男子"八八"的时候，天癸耗竭，生育功能丧失。可见，在人生的前半个时期，肾精充足，则能促进人体由幼年成长、发育到青年、壮年。而到了壮年以后，由于肾精在人的发育、生殖过程中的耗损，肾精已经不再充盛，而转入衰竭的进程，人体也随之开始走下坡路，状态是一年不如一年。当然，要是保养得当，肾气有余，则能延缓衰老。

根据"女七男八"的规律，女子"四七"和男子"四八"是各自人生的青春分水岭，我们后半生的健康，都取决于这个时候的保养和护理。但是由于女性在 28 岁、男性在 32 岁的时候正当盛年，精力是最旺盛的时候，即使有点小病小痛也很快能恢复，加上现代人生活、工作压力大，很多人都疏忽了壮年时期对身体的保养，饮食不规律、频繁熬夜等，殊不知这些都可能在身体里埋下病根，等到女子过了 35 岁而男子超过 40 岁的时候就会显现出来了，那时候就只能治疗疾病而谈不上保养身体了。

所以，在身体处于巅峰的时候我们就要注意保健，因为巅峰的另一层意义，就是衰落期即将到来。保健事宜不外乎饮食起居、精神情志等方面。由

于女子以血为本，所以女性朋友在饮食上要注重补血养血，平时可以多吃一些大枣、阿胶等食品。至于男性，本身比女性晚熟一些，所以这个时候最重要的就是补肾养阳，可以吃一些动物的肾脏、芡实、海参和虾等食物。**无论男女，在起居上都要做到"有节"，规律作息**，虽然我们做不到像古人一样"日出而作，日落而息"，但"早睡早起"努力一下还是能做到的。

国画大师齐白石是我国著名的画家和书法篆刻家，而且是个长寿之人，享年94岁。据说白石老人认为人生最骄傲的事不是在绘画上取得的成就，而是在72岁高龄时还能老来得子。为此，老人家还特地携带家眷回乡散财，以济荒年。

根据传统理论，男性在64岁时不就丧失生殖能力了吗？为什么白石老人在古稀之年还能得子呢？《黄帝内经》中给出了答案："此其天寿过度，气脉常通，而肾气有余也。"齐白石老来得子就是因为他在作画之余还能坚持锻炼，保持经脉气血的畅通，肾气有余则天癸不竭，生殖能力正常则能有子。

白石老人的养生之道有其独特的地方，总结起来主要有"五绝"：一是"七戒"，二是"八不"，三是"喝茶"，四是"食之有道"，五是"拉二胡"。"七戒"包括戒酒、戒烟、戒空度、戒懒惰、戒狂喜、戒空思、戒悲愤；"八不"是不贪色、不贪肉、不贪精、不贪咸、不贪甜、不贪饱、不贪热、不贪凉；"喝茶"能防病保健人人皆知，是公认的最好的保健饮料；"食之有道"主要是针对饮食方面的养生，包括饮食规律和饮食有节等；老人家还很喜欢拉二胡，尤其在晚年的时候，常常是一个人坐在树下一边轻拉二胡，一边低声哼唱，心情平和，乐观豁达，焉有不长寿之理。

比起白石老人，现代人能做到"五绝"中的一绝就已经很了不起了。**尤其是在壮年时期，不断挥霍体力，妄动肾精，透支了健康，老来剩下的只是一身的病痛了。**

❖ 主管水军——肾主水液代谢

肾在五行中属水，四季应冬，性寒润而下行，所以在中医中**肾被称为"水脏"**。我们生活的地球有 70% 都是水，人体中有 60%~70% 也都是水液，所以水是生命之本、万物之源，这也是肾为先天之本的另一种体现。在生理功能上，**肾主持管理着人体的水液代谢，一是将津液布散到周身，以供脏腑组织利用；二是将利用后的水液即代谢的产物排出体外**。病理上，各种水液疾病，如水肿、水湿、水汽等都是肾功能异常的体现。

那么，人体的水液究竟是怎么代谢的呢？正常的水液代谢是一个十分复杂的过程，主要由肺、脾、肾、膀胱、三焦等脏腑参与。《黄帝内经》中是这样描述的："饮入于胃，游溢精气，上输于脾，脾气散精，上归于肺，通调水道，下输膀胱，水精四布，五经并行。"

水液进入人体，首先要经过胃的吸收和脾的运化、转输，向上达于肺脏，然后经过肺脏的宣发、肃降功能，一部分散发到皮毛、腠理，变成汗液由毛孔排出体外。中医把人体的汗毛孔称为"玄府"，玄，有黑色和细微的意思。汗属水液，五色中水是黑色的，加上毛孔细小，所以称汗液出入的地方为玄府。玄府的开放和闭合，是由心、肺和肾共同管理的。肾闭藏的功能适度，肺宣发的功能正常，心的活动平和，汗液的排泄才会正常。**另一部分水液通过三焦水道下行，到达膀胱**。不过这部分水液中，有清有浊，**清的部分经肾的蒸腾汽化，再回到三焦水道，重新参与代谢，浊的部分才变为尿液，最终由膀胱排出体外**。

肾主水不仅体现在主管体内水液代谢，生成汗液和尿液，其他液体如脑脊液、唾液、胃液等无一不是水。水除了能滋润相应的脏腑器官，还能对局部起到保护作用，例如眼、口、支气管、泌尿道等部位的黏膜，经常有泪液、唾液、支气管分泌物或尿的冲洗，可排除外来的微生物，胃液中的胃酸有一定程度的杀菌作用。所有的这些津液都担当着保卫人体的重要职责，都是肾主水的重要表现形式。

宋朝时有一个叫许知可的人，是当时的名医。他心怀慈悲，很多时候给人看病都不收钱。有一次家乡发大水，他觉得自己腹中好像有水流在嘶吼，经过治疗后病好了，可是却落下了个腰疼的毛病，每次弯腰屈伸都很困难。许知可想，自己肯定是肾经感受水湿邪气了，于是在肾俞穴上艾灸了二十多壮，又服用了麋茸丸，才算彻底治愈腰痛。（出自王执中《针灸资生经》）

肾俞穴是肾的背俞穴，从位置上来讲在腰部，肾又能化气行水，所以对于感受水湿遗留的腰痛，艾灸肾俞穴是再恰当不过了。

❖ 主纳气，助呼吸

自然界中，气的运动主要是天气下降，地气上升，天地交泰而万物繁荣。人与自然相应，人体气的运动也是有升有降。肺在上为华盖，主导呼吸，肾在下为根，提供呼吸之源并增加呼吸深度，所以《类证治裁》说："**肺为气之主，肾为气之根，肺主出气，肾主纳气，阴阳相交，呼吸乃和。**"肾气充盛，则吸入之气可下归于肾，呼吸均匀调和；肾气不足，气不下行而浮于上，则呼吸表浅，出现气喘等表现。

纳，有接纳、受纳的意思。**肾主纳气，是指人吸入之气必须下归于肾。**具体归到哪里呢？还记得前文提到的下丹田吗？这就是呼吸之气下归之所。**肾的纳气功能实际上是肾主封藏在呼吸运动中的具体体现。**虽然呼吸以肺为主，但是呼吸的深度就关系到肾了，如果肾封藏的功能受损，肺吸入气体之后，肾虚不能收气归元，中途返回就形成了喘证。就像我们放风筝一样，除了自然界的风力，还必须依靠手中提线的轴才能保持平衡，如果没有线的牵引，"断了线的风筝"又能飘多远呢？

从西医学角度来看，人体如果缺乏微量元素锌和锰可直接影响肺的呼吸功能，也会导致垂体——肾上腺皮质功能减退，后者是喘证发病的重要因素之一。而经实验证实，肾功能和锌、锰在内分泌、神经和酶系统发挥的作用是一致的。**从治疗上说，如果单纯补肾可以维护气道的稳定性，从而维护肺的通气功能，减少哮喘的发作。**这些研究成果都为中医"肾主纳气"理论提供了科学依据。

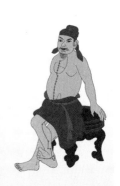

中医里有个病叫"奔豚"，豚是小猪的意思。这个病发作时的特点就是病人会觉得有一股气像小猪一样从少腹一直冲向胸中和咽喉处，有的伴有腹痛、头晕、心悸烦躁，发作过后一切如常。这个病的发病原因有许多种，其中一种就是肾虚导致的肾不纳气，气上冲心。所以医生在治疗的时候会开一些肉桂、附子这样的中药，用温肾纳气法往往能获得很好的疗效。

❖ 骨骼和髓的发源地——肾

骨具有坚韧之性，能支持形体，为人身之支架。髓居于骨中称为骨髓，居于脑中称为脑髓。《黄帝内经》说，**"肾主身之骨髓"，"髓者，骨之充也"。**人体的骨骼是依赖骨中的骨髓提供营养的，而骨髓则是由肾精所化生的。所以骨骼、骨髓的正常与否，直接反映了肾精、肾气的盛衰。

只有肾精保持充足，骨髓化生有源，骨骼才能得到骨髓的滋养而坚固有力，才能维持骨骼的正常功能。如果肾精不足，骨髓生化无源，不能营养骨骼，在小儿就会出现囟门闭合较晚、走路晚等"五迟"或"五软"的病症。老年人本来肾精就比青年人要虚，所以经常会出现骨质增生或是骨质疏松、脆弱、易于骨折等情况。而青壮年人，如果肾精亏虚，就会出现腰腿酸软无力的症状。

中医还有"齿为骨之余"一说，意思就是牙齿和骨头来源相同。**牙齿是否坚固，也反映了肾精的充盈情况。**例如牙齿松动、脱落及小儿牙齿迟迟不出或者牙齿稀落等症状，多与肾精不足有关。而老年人牙齿的坚固和脱落的多少则直接反映了肾精的盛衰。

1983 年在广州发现了一座坟墓，经证实是属于 2000 多年前的南越国国王赵眜的。因为年代久远，墓主的遗骸早就不见了，只留下几颗牙齿。令人惊奇的是，这位 2000 年前的国王连一颗龋齿都没有（据考证，他去世的年龄在 40~45 岁），可见古人和我们现代人一样爱护牙齿。那古时候没有牙膏、牙刷，他们是怎么保护牙齿的呢？

首先就是漱口。在周代的时候，人们就知道早上起来要漱口，所谓"鸡初鸣，咸盥洗（出自《礼记》）"，这里的"盥洗"就包括了漱口。古人漱口用的东西除了温水，还有酒、醋、盐水、茶等。酒、醋、盐水都有解毒杀菌的作用，茶中富含氟和维生素，可以防止蛀牙，保持口腔清洁。其实我们现在使用的牙膏中也有这些东西，例如盐白、茶爽之类的，都是从古人那学习来的。

后来到了唐宋时期，人们开始用柳枝"揩齿"。柳枝本身有祛风、消肿、止痛的作用，将柳枝一头咬平裂开成刷状，对牙齿进行上下、内外地揩擦，也可以配上牙粉揩擦，这可以说是最早的牙刷。牙粉和我们现在用的牙膏类似，不过当时都是用药物制成的，包括皂角、生姜、旱莲、细辛、荷叶等，有粉状的，也有膏状的，能除秽洁齿，清新口气，效果一点都不比现在的牙膏差。

另外，我们这里说的"髓"不仅指骨髓，还包括脑髓，就是大脑的功能。中医认为"脑为髓海"，大脑的生长发育、功能状态都和肾精有密切的关系。

❖ 脏腑调节器——背俞穴

中医有个疗法叫"冬病夏治"，就是在夏天，一般都选在三伏天治疗冬天的好发疾病，其中的穴位贴敷治疗哮喘最为常用，效果也最好。**治疗时**

选择的穴位就是背俞穴，通过把药物贴敷在穴位上，让药力沿着经络渗透，从而激活免疫系统，增强抗病能力。

"冬病夏治"的理论根据是中医上的"春夏养阳"的理论。夏天，尤其是三伏天是一年中阳气最盛的时候，这时候人体的阳气也最旺盛，而像哮喘这样的疾病正处在蛰伏期，邪气最弱，就像打仗的时候，在我方兵力最强而敌方兵力最弱的时候去攻打，焉有不胜之理。而且盛夏的时候人体皮肤血液循环旺盛，汗腺和毛细血管都呈开放状态，有利于药物的渗透、吸收和传导。

背俞穴和我们前面说的募穴是相对应的特定穴。**募穴分布在胸腹部，而背俞穴分布在人体背腰部，都是脏腑之气聚集的地方，反映脏腑精气的盛衰，同时可以治疗相应脏腑的疾病。**背俞穴分布在足太阳膀胱经背部第一侧线上，左右各十二个。明代医家张介宾说："五脏居于腹中，其脉气俱出于足太阳经，是为五脏之腧……十二腧皆通于脏气。"从背俞穴的位置来看，他们都在相应的脏腑附近，而且和该脏腑在体表的投影相接近，所以，刺激背俞穴能直接调整脏腑功能。拿肾俞来说，它是肾的背俞穴，肾主骨，开窍于耳，其华在发，所以骨骼异常、耳鸣耳聋、脱发白发等都可以用肾俞穴来治疗。

我们知道，人体有十二条正经，还有奇经八脉，可是十二背俞穴却都分布在足太阳膀胱经上，为什么这么多的背俞穴都让膀胱经"独占"了呢？从经络学上说，在人体所有经脉中，足太阳经是循行路线最长、穴位最多、联系脏腑组织最多的一条经脉，所以这么丰富的"人际关系"决定了背俞穴的分布。古人说太阳主表，为一身之藩篱，外邪入侵多从太阳而入，所以太阳经是保护机体的屏障，也是邪气出入的门户，背俞穴定在足太阳经上符合防病治病的要求。

从解剖学角度看，背俞穴的分布和脊柱神经节段的分布大致吻合，内脏疾病的体表反应区常常也是相应穴位的所在之处，对穴位的刺激不仅能缓解肌肉痉挛、改善局部组织代谢，同时还能作用于身体感觉神经末梢和交感神经末梢，通过神经的反射，产生一系列调节机制，达到消除病痛、抵御疾病的目的。

药王孙思邈也很最重视背俞穴。背俞穴最早见于《黄帝内经》，但是书中只明确了五脏的背俞穴，并没有列出六腑背俞穴的名字。直到西晋王叔和所著《脉经》中才明确列出了 10 个背俞穴的名称和位置。后来《针灸甲乙经》补充了三焦俞、《备急千金要方》补充了厥阴俞才算完善。除了厥阴俞，药王还青睐另一个穴位——膏肓俞，虽然膏肓俞不属于十二背俞穴，但它在治疗疾病上一点都不逊色于背俞穴，药王甚至认为"膏肓俞无所不治"。

我们知道药王活了一百多岁，创立了很多养生保健的药方和方法，《备急千金要方》中的"老子按摩法"就是其中之一。这个按摩法有一个动作就是"两手拳反背上，掘脊上下三遍"，用现在的话说就是甩手捶打背俞穴。敲打背俞穴能畅通经络气血，振奋全身阳气，这对于缺少运动的现代人来说，不失为一个简便又有效的保健方法。

❖ 温肾俞，擦八髎

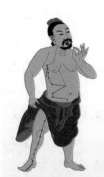

记得在门诊上曾碰到这样一个病例。一个 20 多岁的女孩因为痛经被同学送到我的门诊，本来是要扎体针，但女孩一看到针就脸色发白（本来因为痛经脸色已经很不好看了），说什么也不敢扎。看她那么痛苦，我就让助手给她按摩，主要就是搓热八髎穴，要求热力一定渗透到小腹。助手搓了 5 分钟左右，女孩说舒服多了，脸色也比刚才红润了。我嘱咐她回去后自己坚持搓肾俞和八髎穴，她和同学就高兴地走了。后来听说她的痛经再也没犯过，而且女孩还把这个方法教给了班上的其他女同学，真是独乐乐不如众乐乐啊。

从经络上来讲，首先，八髎穴隶属足太阳膀胱经，肾与膀胱相表里。肾为水脏，膀胱化气行水，主司小便，刺激八髎穴能调节两者汽化功能，能治疗遗尿、尿闭、小便淋漓不禁等。其次，八髎穴也是冲脉经过的部位，冲脉为血海，女子以血为本，所以本穴也是治疗月经病的特效穴。

从解剖位置上看，八髎穴在盆腔后面，泌尿、生殖器官都分布在这里，像膀胱、直肠、子宫、卵巢、前列腺等都聚集在附近，支配各脏器的神经血管在此处会聚。所以**适当刺激八髎穴能直接调节泌尿、生殖系统的功能，临床上常用来治疗妇科病、男科病、便秘、痔疮等疾病。**

我们**搓擦八髎的时候，一定要让热力渗透到肌肤内部**，如果能做到**热流传导至前阴，甚至达到双脚**，不仅能暖宫强肾，而且对妇科疼痛或是腰部冷痛有立竿见影的效果。

（1）肾俞、八髎温肾阳

肾俞穴和八髎穴内部对应着人体肾脏和内生殖器的位置，擦热这片区域能收到温肾阳的效果。**肾阳又叫元阳、真阳、真火，是人体阳气的根本，对各脏腑起着温煦、生化的作用。**

肾阳不足，无法发挥温煦作用，"阳虚则寒"而出现精神疲惫、腰膝冷痛、体寒肢冷、小便不利和小便频数，男子阳痿早泄、女子宫寒不孕等症。

肾阳是人体阳气的根本，其他脏腑的阳气也都来源肾阳。肾阳虚，最先影响的就是脾阳，会出现消化不良、运化失常等问题，气血化生无源，就会精神倦怠、乏力懒言。保护肌表的卫阳也会受到影响而出现身体怕冷、四肢不温的症状。腰为肾之府，肾阳不足时腰膝冷痛的症状首当其冲，而肾对体内水液代谢和生殖功能的管理作用也难以正常发挥了。

现在的服装和我们小的时候真有天壤之别。我小时候裤子的裤腰都是要盖住肚脐的，好看不好看暂且不谈，至少不会让肚子着凉。再瞧现在，裙子越穿越高，裤子却越穿越低了，尤其是春夏的时候，放眼满大街年轻女性，几乎都穿着低腰裤，每当下蹲的时候大半个腰都暴露在外，其实这样穿对身体很不好。中医说**"腰为肾之府"**，穿低腰裤不仅容易让腰部感受风、寒、湿邪，容易出现腰痛、腰酸，而且也会影响肾的功能，导致月经病、卵巢病等，同时还会损伤人体的带脉（带脉环绕腰部）。带脉有固护胎儿而掌管妇女带下的功能，带脉受损，会出现白带异常。如果是孕妇，则会出现胎动不安、流产等症。

当然，低腰裤对健康的影响不一定当即就显现，根据个人体质不同，表现形式也不同，一般人不会穿两三天就发病，但当抵抗力下降时，有些人就会出现不适症状。**中医理论认为，如果在秋冬之际不注意保护人体的阳气，在春天阳气开始生发旺盛的时候，就会因为人体阳气受损，阳气当发而不能发，阳虚不能温煦，尤其是人体的四末——手足就会冰冷，**这都是女性追求风度不注意温度的结果。此外，在年轻时若腰脐腿膝经常受风、寒、湿侵袭，等年龄渐渐大了以后，慢性腰痛、膝关节炎或一些妇科疾病也会找上门来。因此，建议年轻女性在展示曼妙身材的同时一定要遵循气候变化规律，珍惜自己的健康，注意保暖，千万别忘了给小蛮腰一点点关爱。我们切不能因为赶时髦，而把"美丽"建立在牺牲健康的基础之上。

（2）搓法

搓法和擦法都是推拿中的摩擦类手法。关于擦法，前文讲述擦风穴和擦膻中的时候已经介绍过了，这里给大家说说搓法。

搓的意思是两掌互相摩擦。搓法是指用手指或指掌放在施治部位或穴位的体表，用力做对合或来回摩擦揉动的一种按摩操作手法。搓法有通络活血、舒筋止痛、祛风散寒以及松懈肌肉痉挛等作用，一般在腰背部、胁肋、四肢及其关节部常用，对于腰腿酸痛、肩背痛、肢体麻木、关节痹通等有很好的缓解功效。

搓法有单手搓法、双手掌搓法、指搓、双手指擦搓、鱼际搓、拳搓、掌根搓等几种。操作是要求动作轻快、协调、连贯，频率上最好先慢后快，然后再由快转慢。用力的程度根据需要来定，一般以产生热量为佳。**我们这式的搓八髎就是用双手掌搓，要求有热渗透到腰骶部深处，才能起到温肾养阳、通经止痛的作用。**

程氏养生温灸棒

温灸棒是根据传统艾条灸的原理，制作的外形美观、操作简便的现代温灸工具，而且其中放入的艾条也是无烟艾条，避免了传统艾条对空气的污染。此节可以使用温灸棒在肾俞、八髎的位置进行温灸，同样可以起到温肾助阳的作用。

操作方法

① 点燃艾条，让其充分燃烧。

② 将艾条放入温灸棒中，点燃的一端对着有孔的温灸棒头部。

③ 按压温灸棒底部，将艾条燃烧头调整到温灸棒头部中间位置，可以促进燃烧。

④ 以手掌试温度高低，确定温度适中，即可开始选择部位施灸。

⑤ 温度较低的时候可以直接放在皮肤上灸，较高的时候保持一定距离进行悬灸。

⑥ 使用超过几分钟后，需要随时调整燃烧头位置，保持燃烧连续性，同时通过上孔排出烟灰。

⑦ 温灸后要喝一杯温开水，以助排毒。

注意事项

① 施灸的时候要随时注意温度的变化，以免烫伤皮肤。

② 用灸条 2~3 条后，在灸器控制口会产生温灸油垢，应以毛刷清洗，或用酒精棉清洗，以保持灸棒通畅。

③ 温灸之后要彻底熄灭灸条，可放在水中浸灭。

④ 温灸后 2 个小时内不要洗澡。

⑤ 饭后 1 小时内不宜温灸。

⑥ 脉搏每分钟超过 90 次以上、过饥、过饱、酒醉、孕妇、身体发炎部位禁灸。

⑦ 施灸时间春、夏两季宜短，秋冬可稍长。

第七式

按摩脾胃经　排毒又养颜

🍃 找准位置

❖ 小腿外侧胃经

小腿外侧胃经，从犊鼻穴到解溪穴之间的路线，胫骨旁一横指（中指）。犊鼻穴在膝部，髌骨与髌韧带外侧凹陷处，就是我们常说的外膝眼。我们屈膝的时候，膝盖上靠近小腿处会出现两个凹陷，外侧的凹陷就是犊鼻穴。解溪穴在足背踝关节横纹中央凹陷处，即小腿和脚背相交处的中点。

从犊鼻穴到解溪穴中间经过足三里、上巨虚、条口、下巨虚几个穴位，这些都是和消化系统关系密切的穴位，通过刺激它们可以通调胃肠，排毒养颜。

❖ 足三里穴

足三里穴，在小腿前外侧，犊鼻下3寸，距胫骨前缘一横指。这里3寸指的是同身寸，四指并拢的距离就是3寸，稍微重按会有酸胀感向上或向下传导。

足三里穴是人体的长寿保健大穴。对于穴名的来源，目前有两种说法。一是从距离而言。古人对穴位的命名很多都是源于自然界，如合谷、曲池等。《黄帝内经》云："阳有阴疾者，取

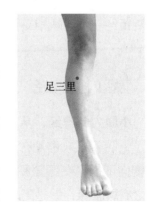

足三里

之下陵三里。"杨上善在注解《内经》的时候说"一寸一里也"，足三里就是膝盖下三寸的地方。第二种说法是"里"通"理"，古时候这两个字是通用的，所以"足三里"也就是"足三理"。"理"有调理、统治的意思，这个穴位可以调理天、地、人三部。《黄帝内经》云："天枢以上，天气主之；天枢以下，地气主之；气交之分，人气从之。万物由之。"本穴能治疗腹部上、中、下三部的病症，所以取名"三理"。

❖ 三阴交穴

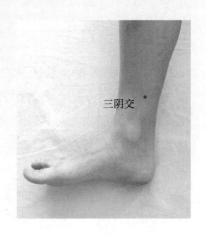

三阴交

三阴交穴，在小腿内侧，足内踝尖上3寸，胫骨内侧缘后方。这里的3寸也是四横指的距离，重按酸胀感明显。因为此穴紧挨胫骨，所以按摩的时候不要按在骨头上，否则没效果不说，还会损伤胫骨和肌肉。

三阴交，顾名思义，就是三条阴经的交会穴，由于位置在小腿上，所以这"三阴"指的是足三阴经。什么叫交会穴呢？很简单，我们拿地铁来打个比方吧。北京有1、2、4、5、6、7、8、9、10、13号线等多条地铁线路，每条线路都有交叉站，例如2号线和1号线在建国门相交，1号线和10号线在国贸大厦相交等。这些交叉的地铁站，就相当于经脉上的交会穴。而三阴交穴就是足太阴脾经、足厥阴肝经和足少阴肾经三条经脉相交会的地方。

❖ 小腿内侧脾经

小腿内侧脾经，从三阴交到阴陵泉的一段经脉。三阴交上面我们已经说了，阴陵泉穴也是在小腿内侧，膝下胫骨内侧凹陷中。我们用手从膝盖内侧向下摸，在膝盖和小腿骨相交靠近腘窝内侧的地方有个不小的凹陷，按之有酸胀感，就是阴陵泉穴。

　　从三阴交到阴陵泉，是脾经的循行方向，途中要经过漏谷穴和地机穴，顺脾经推拿能收到健脾补气、通络活血的效果。

🍃 动作要领

　　弯腰低头（如果觉得难受可以坐到床上或椅子上，双腿弯曲），先点揉双侧足三里穴，再从上到下（犊鼻穴→解溪穴）通胃经。之后拇指点揉三阴交，再从下到上（三阴交穴→阴陵泉穴）补脾经。

　　步骤：

1　拇指指腹按揉同侧足三里穴，先顺时针再逆时针，各揉 10 周，直到局部出现明显酸胀感或酸胀感向脚背传导为止。

2　从犊鼻穴开始，沿小腿外侧（胫骨外侧缘旁开一横指）向下推到小腿和脚背相交的横纹中点处（解溪穴），边推边按揉，从上到下为 1 次，推揉 5 次，直到小腿外侧有酸胀感为止。

3　拇指指腹点揉同侧三阴交穴，先逆时针再顺时针各揉 10 周，直到局部有酸疼感或酸疼感向上传导即可。

4　从三阴交穴开始，沿小腿内侧（胫骨内侧缘）向上推至膝盖内侧的阴陵泉穴，边推边按揉，从下到上为 1 次，推揉 5 次，至小腿内侧出现酸疼感，以能忍受为度。

　　点揉穴位的时候力度可稍重，以局部有酸胀感或传导为佳。循按经络时力度不要浮在表面皮肤上，要深入肌肉层，但要注意不要擦破皮肤。

🍃 本式详解

❖ 足三里，保平安

足三里穴是胃经的合穴和下合穴。

合穴和下合穴也是经络中的特定穴位。**合穴是五腧穴之一，分布在肘膝关节附近**，《黄帝内经》中是这样描述五腧穴的：**"所出为井，所溜为荥，所注为输，所行为经，所入为合。"**我们前面提到了，中医在说明人体时常用到"取象比类"的方法，把经络中气血的运行情况，比作自然界的水流。井穴就像水的源头，水流很小。荥穴气血从井穴而出，像小溪水。到输穴的时候开始变大、变深，由浅注深；经穴水流更大，如长江、黄河畅通无阻；到了合穴就像是江河入海，是气血最盛的地方。足三里穴就是足阳明胃经气血最盛的合穴，有调理胃肠疾病和强壮全身的作用。

下合穴专指六腑之气合于下肢的部位，《黄帝内经》提出了"合治内腑"的理论，**既能反映六腑的生理功能、病理变化，也可以用来治疗相应的六腑疾病**，所以中医有"六腑有疾，取之于下合穴"的说法。例如肠痈，多在上巨虚穴附近有压痛，胆病多在阳陵泉处有压痛等。胃也属于六腑之一，所以有关胃的疾病，如胃痛、胃胀等，在足三里穴附近也都能反映出来。

足三里之所以有保健作用，还有一个原因，就是胃为"后天之本"。前文已提及肾是先天之本，而脾胃是后天之本，共同主导人体饮食的消化、吸收以及将所吸收的营养物质和水运输、转送到全身各个脏腑组织器官，发挥营养、滋润的作用。所以当脾胃的功能正常时，就能够保证全身得到正常的营养供应，人体的正气也就有充足的化生来源。当脾胃发生病变的时候，气血失和，正气虚弱，就会在足三里穴附近出现压痛、结节等反应。此时刺激足三里就能通过经络调理脾胃，保证气血正常生化，增强正气，就像华佗所说，三里可以"疗五劳羸瘦，七伤虚乏"。我们可以不懂中医，但是不能不知道足三里。

《针灸大成》中记载了一个崩漏的案例。古时候有一位夫人患了血崩症，血流不止，而且身热骨痛，烦躁不安，于是请当时的名医杨继洲去诊治。经过诊断，杨氏发现病人是误服寒凉药伤了元气。原来这位夫人曾经得过外感，可是不知道哪个江湖郎中给看的，当作内伤病治疗了，这要是现在就是一起医疗事故。幸亏碰上了名医杨继洲，让病人用艾灸灸膏肓俞和足三里。膏肓俞可治一切虚证，足三里能培补正气，这才治好了那位夫人的疾病。

西医学经过研究证实：刺激足三里，在消化系统方面，可使胃肠蠕动有力而规律，并能提高多种消化酶的活力，增进食欲，帮助消化；**在神经系统方面**，可促进脑细胞功能的恢复，提高大脑皮层细胞的工作能力；**在循环系统、血液系统方面**，可以改善心功能，调节心律，增加红细胞、白细胞、血红蛋白和血糖量；**在内分泌系统方面**，对垂体——肾上腺皮质系统功能，有双向性良性调节作用，能提高机体防御疾病的能力。

综上，足三里对于防病保健有着特殊的功效。而古人用足三里保健的方法主要是用灸法，而且是化脓灸。虽然听上去有点吓人，但确实有固本培元、延年益寿的功效，所以又称为"长灸"。我国古代很多名医都很看重艾灸足三里。**唐代医家王焘在《外台秘要》中说**"凡人年三十以上若不灸三里，令人气上眼暗，阳气逐渐衰弱，所以三里下气也"。就是说，30岁以上的人阳气逐渐衰弱，灸足三里穴可补气壮阳，不然会出现气短、两眼昏花等现象。药王孙思邈也主张"若要安，三里常不干"。这里的"不干"就是化脓灸的意思。**明代《针灸大成》有**"如春交夏时，夏交秋时俱宜灸，常令二足有灸疮为妙"。就连国外的医生也很重视足三里的保健作用。**日本医生代田文志在总结他的老师泽田健先生的经验时也认为**"三里养先后天之气，灸三里可使元气不衰，故称长寿之灸（出自《针灸真髓》）"。**江间俊一所著的《江间式心身锻炼法》中也有**"无病长寿法，每月必有十日灸足三里穴，寿至二百余岁"的记载。

其实在古代，化脓灸的穴位有很多，并不局限于足三里，肘尖、肩井等都是可以做化脓灸的地方，而且还能根据"灸疮"来判断疾病的预后。

> 陈实功是明代著名的外科专家，是化脓灸的行家。有一次，一个妇人左边脖子上长了个瘤，调理之后肿物消了八九分，还剩下一个小核，妇人以为好了，就没再服药。后来她丈夫打官司输了，妇人一生气，小核又肿了起来。陈实功就为其灸肘尖，可是灸完之后发现灸疮里没有脓，于是判断病人的脏腑已经大受损伤，正气衰败，没办法治了。果然，过了一个多月，这个妇人就病逝了。

随着时代的发展，也许是因为对疼痛更敏感了，也许是怕化脓之后会感染，也许是怕留下瘢痕影响美观，总之，敢去做化脓灸的人越来越少了。但是按摩或是非化脓灸足三里，因其操作方便、安全反而得到了发扬光大。虽然从刺激程度上来说这些方法都不如化脓灸，但是俗话说，量变可导致质变，如果能长期坚持，虽达不到"尽终其天年，度百岁乃去"，至少也能保你半生平安。

❖ 胃经通，毒邪消

（1）排毒

中医的"毒"和我们平时说的"毒"是两个概念。**在中医理论中，"毒"泛指一切不好的东西，包括外在环境的湿邪、热毒，也包括人体内新陈代谢产生的废物，例如汗、尿、便等。**中医排毒是从人体的平衡观点出发，哪个脏腑功能过胜、亢进，则"泄"其脏腑，以达到排毒的目的。让外界的"毒"进不来、体内的"毒"排出去，循序渐进地调理身心，给身体创造一个洁净、通畅的内在环境。

古语云，"大肠小肠皆属于胃"。胃主消化，把食物变成人体可以吸收的营养精微物质；小肠主泌别清浊，把"清"的营养精微物质吸收入人体，把"浊"的代谢产物转运入大肠；而大肠则主传导糟粕，把这些对人体有毒有害的代谢产物排出体外。**排泄，是人体主要的排毒方式，保证每日大便通畅，就是一种很好的排毒方法。**

我们选取的这段胃经除了足三里，还有上巨虚和下巨虚，分别是大肠和小肠的下合穴，其经气直接通于大肠和小肠。所以保持这段胃经的通畅，有利于维持大小便的正常。二便通，毒邪消。

排毒

近些年来，"排毒"一词成了流行用语。好像在一夜之间，我们原本健康的身体就充斥着各种毒素，人人都是"毒素携带者"。随之而来的就是各种"排毒"方法的盛行，如药物排毒、断食排毒、仪器排毒、运动排毒等，一时间不分男女老少，人人乐此不疲。可是渐渐人们发现，有些排毒方法在排出"毒素"的同时，也在伤害着我们的身体，例如药物排毒，因为大多含有大黄、番泻叶等泻下成分，而且多属寒凉之品，服用之后大便确实通畅了，但是却也出现了一系列不良反应，如引发继发性便秘、肠道菌群失调，甚至导致结肠变黑，真是太可怕了！

有人说了，药物有不良反应，那我就不吃了，不仅不吃药，连饭都省了，胃肠里没有东西了，还怎么生出"毒素"来啊？这可大错特错了。不吃东西的时候机体确实是会消耗脂肪，但同时也会释放储藏在脂肪里的脂溶性毒素，而且胆汁在不吃饭的情况下是不会工作的，所以结果就是身体会再度中毒，严重的还会突发心律不齐，发生猝死。

其实，何必费尽心思去找什么"排毒"方法？**我们人体就自带了排毒系统——经络。**经络穴位最清楚身体的变化，只不过有时候因为外界的原因，它们会处于"休眠"状态，或是已经提醒人类体内异常了，但是因为"语言不通"，我们不理解它们传达的信息。那怎么办呢？最好的办法就是长期坚持刺激它们，让它们时刻保持警惕。经络通畅了，体内正气足了，还怕"毒"排不出去吗？

（2）消脂

脂肪，一听到这个词，你脑子里呈现的会是什么景象呢？想必大多数人都会想到腰间的游泳圈、粗壮的大腿和硕大的臀部吧。其实，**脂肪可是我们人体的必需品，是提供热量的主要物质之一**。正常人在冬天一般都会比夏天胖一点，就是因为机体在贮存脂肪以抗寒保暖。不知从什么时候起，以瘦为美成了现在流行的审美观，以致很多体重在标准范围内甚至本来就偏瘦的女孩都跑去减肥，但是由于盲从加上减肥市场的混乱，最终是火了商家，伤了自己的健康。

究竟什么是肥胖呢？我们怎么才能知道自己是不是真的"胖"了呢？

肥胖，是指一定程度的明显超重与脂肪层过厚，是体内脂肪尤其是甘油三酯积聚过多而导致的一种状态。对于肥胖的评定标准，现在一般是用体质指数来判定。

评定标准

体质指数（BMI）＝体重（kg）/身高（m）的平方。

$18.5 \leq BMI < 24$ 为健康；

$24 \leq BMI < 28$ 为超重；

$BMI \geq 28$ 为肥胖。

另外，还有一种情况在现代人尤其是白领中也是常见的，就是体重在标准范围内，但是身体某一部位的脂肪堆积超过了正常范围。像我们前面说的腰部游泳圈就是长期坐着、缺乏运动导致脂肪在腰间堆积而形成的，这种情况也算是一种肥胖。

《说文解字》中这样解释肥胖："肥，多肉也；胖，半体肉也。"古人认为肥胖最直接的表现就是肉太多了。**中医认为肥胖的人很多都属于本虚标**

实，就是从外表看起来好像是过盛，肯定是吃得太多、太好了，其实从根本上说是不足，气不足、阳不足或是血不足，从而导致体内的阴阳气血紊乱，以肥胖的方式表现出来。不信就捏捏你身边肥胖者的肉，除了少数真的是因为吃得多而营养过剩，其余大部分人的肌肉是不是都很松软，有时用手一抓还能看到一颗颗的"脂肪粒"。再进一步询问，很多人虽然看上去胖，但是却比一般人还要怕冷，这是阳虚的表现。另外是不是经常听到他们在抱怨，为什么喝口凉水都长肉呢？其实，不是喝水长肉，而是消化吸收出现了问题，也就是出入的平衡被打破了。进入体内的食物不多，但是脾胃功能失调，该排出体外的还在体内滞留，久而久之，就变成脂肪沉积起来了。

所以，减肥最重要的就是调理脾胃。推拿小腿外侧能刺激胃经穴位，让胃充分发挥"降浊"的作用，同时也刺激了大肠和小肠，通过尿液和粪便将"浊"顺利排出体外。这里的"浊"就包括体内多余的脂肪，"降浊"的同时也就消除了脂肪。而且，在中医理论中，胃和脾是互为表里的，脾最大的特点就是燥湿祛痰，当然，"湿"和"痰"聚集在身体的一个表现也是脂肪的堆积。所以，胃要降浊，还需要脾的参与，刺激胃经的穴位能通过胃经的气血把刺激信号传导到脾，保证脾功能的正常发挥，消散湿邪和痰邪。再有，胃经是足阳明经，经络里阳明经"多气多血"，是气血最充盛的经脉，刺激阳明经的穴位对气血的调整要比其他经脉见效迅速得多。全身的气血通畅了，"降浊"的过程也就畅通无阻了，脂肪也就不会因为道路受阻而堆积在局部了。

西医学也有研究证实了胃经和减肥关系密切。

第一，很多胃经的穴位都对食欲有调整作用。通过刺激这些穴位可以抑制过盛的食欲，这对减肥来说有很大的帮助。

第二，刺激胃经穴位可以提高交感神经的兴奋性，增加脂肪的分解和代谢，同时抑制副交感神经，从而抑制胃肠吸收功能。

第三，胃经的穴位可以降低瘦素和胰岛素抵抗，对腰部肥胖患者的效果明显。瘦素是一种蛋白质，可以让人变瘦，刺激胃经的穴位能帮助瘦素重新发挥作用，提高能量代谢，把多余的脂肪代谢掉。

我们常用"环肥燕瘦"来形容各色美女，所以有的朋友减肥失败时就会说："要是我生在唐朝就好了，你看人家杨贵妃那么胖都不用费心思减肥。"其实，虽然唐朝以胖为美，但作为后宫的女人，尤其是要做到"六宫粉黛无颜色"，杨贵妃的身材最多算是丰腴，她绝不可能把自己养成一个"胖女人"。据说杨贵妃经常用桃花泡水喝，而桃花在《肘后方》和《备急千金方》都记载能"细腰身"，还能使脸色白里透红，一举两得。你瞧，即使我们生在唐朝，如果体重（指数）超出标准太多，减肥还是必要的。当然，最好是从平时做起，经常通通胃经，就不用担心脂肪堆积了，同时又能增强免疫力，何乐而不为呢？

❖ 补脾经，美容颜

（1）通调肝脾肾

三阴交穴是足太阴脾、足厥阴肝和足少阴肾经的交会穴，所以这一个穴位就联系了肝、脾、肾三个脏腑。三阴交穴属于经络穴位中"十总穴"之一，有"妇科三阴交"之说，意思是说这个穴位在治疗妇科疾病上有很好的疗效，如月经不调、带下病、妇科炎症等都可以用这个穴来治疗。三阴交穴是肝、脾、肾的交会穴，肾为人的先天之本，女子的子宫、卵巢等生殖系统都属于肾系统的部分，故肾气虚、肾精不足都会导致各种月经病、更年期综合征等疾病的发生。而女子以血为本，以肝为先天，肝主藏血，脾主统血，妇科病也都免不了和"血"搭上关系，血虚则经少，血热则经乱，血瘀或经闭或崩漏等。

西医学研究显示，刺激三阴交穴能影响子宫肌电，明显增强子宫的收缩，而且能促进血细胞的吞噬指数上升，加速盆腔内炎症的吸收。刺激三阴交还能影响女性的激素水平，降低血液中黄体酮、升高雌二醇的含量。所以临床上常用三阴交针刺或是穴位注射、艾灸等方法来治疗痛经、闭经、崩漏、盆腔炎、不孕等妇产科疾病。

给大家讲一个"徐文伯泻孕于苑内"的故事吧。徐文伯是南北朝时期的医生，出身中医世家，而且医德高尚。当时在宋孝武帝至后废帝时期的宫廷里任职，那时候后废帝还是太子。有一天，太子和文伯一起出游，正好碰上一个孕妇。这位太子也是个医学爱好者，通过诊脉后认为孕妇怀的是个女孩，文伯诊脉后说是双胞胎，一男一女。性情暴躁的太子就要剖腹验证。文伯赶紧阻止，说我能用针灸的方法让她分娩，于是在三阴交穴用泻法、合谷穴用补法，果然孕妇分娩出的是一男一女。可见，南北朝时期用三阴交穴来堕胎和催产的技术已经相当成熟了。

三阴交穴是脾经的穴位，其中的气血还连着肝经和肾经，所以肝、肾出现问题的时候也经常用三阴交来治疗，例如临床上还有用三阴交穴位注射来治疗肝炎和肾绞痛的。众所周知，肝炎是很难治疗的，有的肝炎甚至得终生服药，而且抗肝炎的药也有一些不良反应。有医生用三阴交穴位注射治疗急性黄疸型和迁延性肝炎，都取得了良好的效果，穴位刺激和保肝注射剂相得益彰，起到协同的作用。

由于三阴交还通肾经，有人就想到可以通过这个穴位治疗肾的疾病，也是用穴位注射的方法，在半个小时之内就能缓解肾绞痛患者的疼痛，疗效高、无不良反应而且很少复发，比单纯针刺和单纯药物治疗要好得多。

（2）脾经保护妇女健康

脾，从西医角度来说，就是一个扁椭圆形或扁三角形的淋巴器官，暗红色，具有造血、滤血、清除衰老血细胞及参与免疫反应等功能。脾脏中含血量很丰富，能够及时向其他器官补充血液，所以有"人体血库"之称。这一点和我们中医的观点不谋而合。**但是中医的"脾"除了和血有关外，更重要的是，它还掌管着人体的消化吸收，与胃一起共同构成人体的后天之本。它有两大功能，用中医术语来说就是主运化和统血。**

脾主运化，指的是脾能够运化水谷津液。人吃下去的东西、喝下去的水首先到达胃，经过胃的作用变成水谷精微，这些精微物质要通过脾的运化被输送到全身各处，为生命活动提供能量，所以说脾就像一个传送带，传送精微的过程我们称为"脾气散精"。如果传送带出问题了，不能及时将所运送的物质运送出去，就会造成堆积和积压。这些东西堆积久了，就会发生变质、腐败，变成有形或者无形的痰饮。痰饮最大的特点就是重滞黏腻，它会滞留在人的经脉之中，阻碍体内气血的运行。痰饮停留在人体上部，就会出现头晕乏力、食欲不振、恶心呕吐等症状，阻滞到人体下部，就会导致下肢浮肿、大便黏腻不爽等。而且这些痰饮也是造成人体肥胖的重要因素，有形的痰饮容易转化成膏脂停聚在胃肠、筋膜之间，引起腹部脂肪堆积，出现"游泳圈"；无形的痰饮阻碍气机，导致气滞血瘀、身体虚胖。

脾主统血。脾统血主要表现在两个方面：一方面是血液来源于水谷中的精微物质，而这些精微都是通过脾的运化实现的；另一方面，血在脉道中运行是在脾气的作用下完成的，脾气既推动血液的运行，又固摄血液在脉内正常流动。如果脾气虚弱或者无力推动，导致瘀血阻滞经脉，或者血溢脉外造成出血。所以，对于以血为本的女子来说，脾如果出现问题了，就意味着身体的平衡被打乱了，此时要马上补脾经。

我们这一式的补脾经是从三阴交一直补到阴陵泉，除了三阴交能调补肝脾肾三脏外，这条路上的漏谷和地机穴也都是调理脾胃、治疗血证的重要穴位，而阴陵泉的作用就更大，它是专门治疗水湿疾病的穴位。痰饮其实也属于水湿之邪，阴陵泉能将这些邪气消散于无形。瞧，不过几十厘米长的一条线就能帮你解决这么多问题。如果你是女子，可要好好呵护这个部位，它可是通往健康的必经之路啊！当然，男人可以把这个方法教给身边的女性朋友们，毕竟她们健康了，才能和我们共同撑起一片蓝天。

延伸阅读

程氏磁圆针敲经络

磁圆针

磁圆针是从古代针灸用的"九针"中的圆针演化而来的，是将圆针和磁疗原理相结合而制成的一种针具，有多种治疗和保健作用。

圆针属于古代"九针"之一，也叫员针，《黄帝内经》说员针"针如卵形，揩摩分间，不得伤肌肉，以泻分气……病在分肉间，取以员针于病所"。可见，圆针的针尖是卵圆形的，按摩体表的时候既能起到较强的刺激作用，又不会伤及肌肉，所以经常用来治疗气分病，疏泄分肉之间的邪气。

磁疗是通过磁场的作用来影响人体内部的生理、生化过程，产生镇痛、消肿、促进血液及淋巴循环等作用的一种方法。我国在很早以前就发现了磁石能治疗疾病，《神农本草经》就记载磁石"主治固痹、风湿、肢节肿痛"；明代李时珍的《本草纲目》也说磁石能"散风寒、强骨气、通关节和消肿痛"。现在，磁疗已经走进了千家万户，如磁疗枕、磁疗床垫，甚至还有磁疗服装，对调节失眠、降低胆固醇和血脂都有一定的作用。

磁圆针是古代"九针"发展的产物，给圆针赋予了磁性，共同作用于人体的新型针具。它的形状像叩诊锤，锤的两端配有用磁性材料制成的圆针头。由于针头含磁性，对皮肤能产生局部性磁场，加上对经络、穴位的叩击，所以可以通络活血，对人体起调整作用而强身健体，临床上可以用来治疗肥胖、糖尿病、关节炎、神经衰弱、高脂血症、消化系统疾病等。在本式中，我们可以使用它来代替人的手指，对小腿部位的脾经进行点按！

使用方法

① 右手拇指、食指紧握针柄中部，中指和无名指轻握针柄后部，小指轻托针柄末端，针柄垂直。

② 右肘屈曲成 **90°** 角，手臂悬空，用手腕活动带动磁圆针的叩击，各

个手指要相互配合，灵活弹刺。

③ 叩击经脉：循经脉走行叩击，根据情况叩一条或几条经脉，也可以叩击经脉中的一段或几段。

④ 叩击穴位：找准穴位，主穴多叩、重叩，配穴轻叩、少叩，一般每个穴位叩击 5~20 次。

⑤ 补泻：一般顺着经脉走行方向轻度叩击为补法，逆着经脉走行重度叩击为泻法，沿着经脉来回中度叩击为平补平泻。

注意事项

① 用磁圆针摩擦经络时，如果直接接触皮肤，要在皮肤上涂抹润滑剂；如果不直接接触皮肤，所穿衣物不要太厚，以免影响磁疗效果。

② 操作频率的快慢、手法的轻重要具体情况具体分析，对于身体强壮、穴位处肌肉肥厚者可加大力度。如果身体瘦弱、穴位处肌肉薄、骨头多者力度要轻，以免引起疼痛或出现瘀斑。

③ 如果叩击后体表出现青紫斑点，不要惊慌，一般也不需要特殊处理，几天后会自行消失。

第八式

交通心肾好安眠

🍃 找准位置

❖ 劳宫穴

劳宫穴，手厥阴心包经的穴位，在手掌心，第二、三掌骨之间偏于第三掌骨的地方。我们握拳屈指的时候，中指尖触到的地方就是劳宫穴。

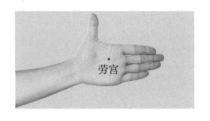

劳宫，"劳"有劳作、操劳的意思，"宫"指宫殿，也有中央的意思。穴名劳宫主要有两种解释：一是手任劳作，穴在掌心，故名劳宫。意思是说，人们一般都是用手来进行操作、劳动的，这个穴在手心中央，所以取名劳宫。二是本穴为心包经穴，古人认为心包"代心受邪""代心行令"，所以"心"疲劳了，出现失眠、心悸、精神抑郁等症状的时候，就要通过"心的宫殿"来缓解，经过长期验证，最后确定掌心这个地方为劳宫穴。

❖ 涌泉穴

涌泉穴，位于脚底前部凹陷处，在第二、三脚趾趾缝纹头端与足跟连线的前1/3处。我们把脚稍微向下弯曲，在脚底部能看到肌肉会形成一个"人"字形的纹路，涌泉穴就在这个"人"字纹的中央凹陷处。

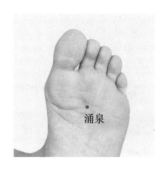

涌泉，顾名思义就是水如泉涌，水有浇灌、滋润的作用，是生命活动的必需品。中医认为肾五行属水，为水脏，维持津液代谢的平衡。这个穴位是足少阴肾经的起始穴，气血从这个地方开始喷涌而出，像泉水一样渗灌经脉脏腑，发挥濡养全身的作用，所以称为涌泉穴。另外从肾为先天之本来看，肾经气血为生命的根本、源泉，取名涌泉有生命之泉源源不断之意。

🍃 动作要领

坐在椅子上，先按揉手心劳宫穴，再揉脚底涌泉穴，然后同手握同侧脚，将另一手手心对准对侧脚的脚心，上下摩擦，使手脚心产生温热的感觉，然后交换摩擦另一只脚。

步骤：

1 先用左手拇指指腹按揉右手劳宫穴，顺时针和逆时针各揉 1 分钟，至局部出现酸胀感。然后换手操作，方法相同。

2 左手握左脚，右手拇指点揉左脚涌泉穴，顺时针和逆时针各揉 1 分钟，至局部出现酸胀感。然后交换手脚操作，方法相同。

3 左手握左脚，右手劳宫穴对准左脚涌泉穴，上下摩擦，上至脚掌和脚趾连接处，下到脚后跟中间部位。上下反复摩擦约 2~3 分钟，至掌心和脚心都有热感即可。

4 交换手脚操作。右手握右脚，左手劳宫穴对准右脚涌泉穴摩擦，方法同上，也是摩擦至掌心和脚心发热。

摩擦的时候用力要稳，不要忽快忽慢，手掌不要中途脱离脚掌，可在心中默念节拍，保证节律均匀，使手心和脚心都出现热感。

🍃 本式详解

❖ 劳宫通心经

还记得小时候在公园玩，常看见一些老爷爷们手里握着两个球在不停地转，有钢的，有玉的，还有的就是两个小核桃。当时觉得很奇怪，因为爷爷是中医，所以就回家向爷爷请教。爷爷说，用手转球好处可多着呢！一是可以常动手指，保证手指的灵活。而且人的手指和大脑是相通的，锻炼手指的同时也锻炼了大脑，尤其对老人家来说，能保证头脑清醒，预防老年痴呆。二是手心里有个穴位叫劳宫，是治疗失眠、心悸的重要穴位，经常转球能不断地刺激劳宫穴，让老人们特别是心脏不好、神经衰弱的人，睡得好、睡得香。

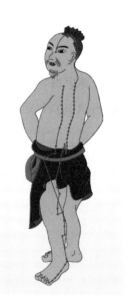

劳宫穴是手厥阴心包经的荥穴，荥穴有清热泻火的作用，心经和心包经有热的话可以通过刺激这个穴位来泻心火，**对心火亢盛的失眠、心烦有很好的疗效**。而且心包是心的使臣，代心行令又代心受邪。想一想平时大家心理压力过大或是精神紧张的时候，是不是手心会出汗？这就是心和心包出现异常时候的自然反应，那我们怎么办呢？其实就是不懂中医的人也知道该擦手心，擦干汗的同时也缓解了紧张的情绪。如果哪天着急上了点火，睡不着觉了，赶紧按揉一下劳宫穴吧。白天按摩，到了晚上就能睡个香香甜甜的觉了。

中医认为心主神明，心的气血充足，神明才有所依靠，人才会意识清晰、精神饱满、思维敏捷。当然，充足过了头也不行，《诸病源候论》说："心气盛，为神有余……喜笑不休，是心气之实也，则宜泻之。心气不足……善忧悲，是为心气之虚也，则宜补之。"可见，人的精神面貌和心息息相关。**所以劳宫穴除了能治疗心脏本身的疾病外，还能治疗神志疾病，是孙思邈"十三鬼穴"之一的"鬼窟"。**古代因为科技不发达，人们碰到一些解释不清的事就推给鬼神，在他们眼里，鬼神是有超能力的，人做不到的事对他们来说可能就是轻而易举的事。在医学上也是，像癫痫、发狂这样的疾病，虽然用中医的理论是可以解释的，但是一般人不懂什么气血逆乱，加上病人要么自言自语、谁都不搭理，要么大吼大叫、打人毁物，让人觉得很害怕，于是就认为是鬼在体内作祟。如果真有鬼的话，那么恐怕它也会觉得冤枉吧。

孙思邈在行医的时候发现了治疗精神疾病效果很好的十三个穴位，于是把这些穴位定为"鬼穴"，专门治疗癫狂这样的"鬼病"。在唐朝，孙思邈应该是个神仙级的人物，小时候就能"日诵千言"，被称为"神童"。长大后医药、针灸、养生无所不精，有"药王"的美称。后来宋徽宗又追封他为"妙应真人"，他定的这些穴位就成了"孙真人十三鬼穴"。这里我要多说一句，中医书籍里也经常提到"鬼神"两字，但很多时候都不是指鬼怪和神仙，而是为了说明变幻莫测或难以名状的事物。就是在现代，临床上这几个穴位也是治疗精神疾病的常用穴位，清心安神、醒神开窍无不应验。

据说人类在直立行走以前是没有什么心脏病和心理问题的，那是因为爬行的时候掌心贴地，能吸收大地的自然之气，地气和心气相通，人和自然相应，当然没有什么心脏病和心理问题了。说到这，你也许会问，我们现在是不是应该经常爬行啊？理论上是这样，只是现在的地都是水泥、木板和沥青的，难道要去郊外爬行来吸收地气吗？好像不太现实，所以，最好的办法还是按摩掌心，也许吸收不到自然之气，但至少可以通经活络。

❖ 涌泉补先天，调全身

俗话说得好："人老脚先老，养生先养脚。"人就像一棵大树，脚是树根，树根吸收营养来滋润、充养整棵树。所以只要树根不坏，树就不会枯萎，只要我们脚上的气血充足，全身的气血也就旺盛。

古人有每日搓脚心百次的养生法，还有赤足走路健身法。北宋大文学家苏东坡年逾花甲仍然精力旺盛，其主要原因之一就是他坚持按摩脚心。

我们都知道苏东坡有个当和尚的好朋友，法名佛印。一次，东坡在佛印那里谈天说地，酌酒吟诗，不觉已过半夜，便在寺里留宿。晚上苏东坡脱去衣帽鞋袜，上床闭目盘膝而坐，先用右手按摩左脚心，接着又换左手擦右脚心。睡在对面床上的佛印见状，便打趣道："学士打禅坐，默念阿弥陀，想随观音去，家中有老婆！"东坡擦毕脚心，才张开眼睛，笑答道："东坡擦脚心，并非随观音，只为明双目，世事看分明。"我们现在知道苏东坡擦的脚底就是涌泉穴的所在。

涌泉是足少阴肾经的第一个穴位，肾为先天之本，所以涌泉是根中之根、本中之本。肾主藏精，精能生髓充脑，如果肾精不足，髓海空虚，脑失所养，则头晕目眩，这时可用涌泉穴来醒脑开窍，就像葛洪在《肘后歌》中说的："顶心头痛眼不开，涌泉下针定安泰。"肾主纳气，为气中之根，《备急千金方》记载涌泉"主喜喘……喘逆"。涌泉穴位居足底，位置最低，可引气血下行，所以最大的特点就是"降"——降火、降压、降逆，对于头疼头晕、高血压、咳血咯血等都有很好的疗效。另外，肾为水脏，掌管水液代谢，对于汗出不畅、自汗、盗汗或是尿频、尿急等情况，刺激涌泉穴可以起到辅助作用。

很多人都知道涌泉有降压作用，但可能不知道它也能升血压。涌泉和风池穴、人迎穴一样，对血压有双向调节作用。

我在门诊时就碰到过一件有趣的事。有一次，我给一位老大爷看病，他是因为长年高血压，加上这几天和儿子生气导致的头痛。我给他扎了几针后，大爷的头就不疼了，我嘱咐他回家要经常按摩涌泉穴。陪老大爷一

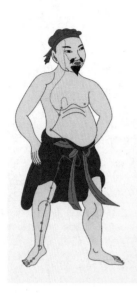

起来的老大娘看到效果不错，就跟我说："大夫，我有时候会头晕，你也顺便给我看看吧。"询问之下得知大娘血压低，由于症状不严重，也没怎么治疗。我就告诉她和大爷一样，回家坚持擦脚心。大娘一听就不高兴了，说："大夫，你这是糊弄我呢，我和老头一个高血压一个低血压，咋能用一样的办法呢？"但是中医的理论说出来简单，要弄明白可就难了，我只能告诉大爷大娘这个穴位有双向调节作用，而且我在临床上经常用，照着做准没错。后来经过随访，两位老人虽然不能理解原因，但还是坚持做了，过了一个月都没再犯过头疼和头晕的毛病。

现在很多养生家都推崇赤脚在沙滩上或是石子路上走走。光着脚在沙滩上散步时，双脚与沙粒以及海水有直接接触。沙粒的按摩及海水中的各种矿物质都会对脚部血液循环起到刺激作用，进而加强和改善身体血液循环系统的功能。此外，海水中的碘也有助于补充脚部和腿部的肌肉营养。走石子路的道理也一样，只是少了海水的作用，但是石子也可以按摩脚底，通过刺激脚底的各个穴位和反射区，对治疗失眠和偏头痛是大有好处的。

所以，通过刺激涌泉穴，从中医角度讲，可以对肾、肾经及全身进行整体性的调节和治疗；从西医角度说，足底部含有丰富的末梢神经网以及毛细血管、毛细淋巴管，它与人体各个系统、组织、器官有着密切的联系。通过对涌泉穴的刺激可以加强它们之间的相互联系，有效改善局部毛细血管、毛细淋巴管的通透性，从而促进血液、淋巴液在体内的循环，调节人体的代谢过程。因此，也有人把脚称为人的"第二心脏"。

❖ 劳宫擦涌泉，交通心和肾

（1）水火既济

"既"本义是吃过、吃罢的意思。最初的文字左边是食器的形状，右边像一人吃完饭，掉转身体将要离开的样子，后来引申为完毕的意思。"济"原意是指一条河流，后引申为渡过河的意思。"既济"一词来源于《周易》，出自其中的第六十三卦——"既济卦"。这是一个复卦，上面是坎卦，下面是离卦，坎为水，离为火，"既济"的意思是水在火的上面，比喻用火煮食物，食物已熟，象征事情已经成功。

从五行理论看，心属火，肾属水，心火要下行才能温养肾水，而肾水要上行才能抑制心火，防止心火亢盛，以求达到阴阳和谐、身体健康。所以我们称之为水火既济，也叫心肾相交。

如果心肾不交，水火不济了，那身体就该出问题了。一般来说，肾中藏精，是各种活动的物质基础，多多益善，所以肾的毛病多是不足，很少有太过的时候，一般为阴虚或者阳虚，要么就是两个都虚，因此心肾不交的表现也就是心火相对或绝对亢盛。如果肾水不足不能上行，那么心火就是相对亢盛，会出现腰膝酸软、水肿、头晕耳鸣等症状；如果心火不能下行，则属于绝对亢盛，会出现心悸怔忡、失眠健忘、烦躁不安等症状。无论哪种疾病，都需要用交通心肾的办法来解决，只不过有的是补肾，有的需要清心，而有的时候就得两者并用。

黄连阿胶汤就是治疗心肾不交的代表方剂，出自医圣张仲景之手，后人在注释方中药物的时候一致认为："芩连（黄芩、黄连）泻热也，胶黄（阿胶、鸡蛋黄）养阴也，再佐以芍药敛阴复液，则热清而烦自除。按：此条之不得卧，乃热伤阴而心肾不交也。"药物不多，但是各有经典药相须为用，共同起到滋肾阴、清心火的作用。

我们这一式是用劳宫穴摩擦涌泉穴，劳宫相当于泻心火的黄芩、黄连，涌泉可以视为补肾阴的阿胶和鸡蛋黄，二穴摩擦生热，热力渗透心包经和肾经，比起吃药来，是一种更为简便的交通心肾的好方法。

现在很多医生都用在涌泉穴敷贴药物的方法来治疗久治不愈的口腔溃疡，效果很好。一是因为足少阴肾经"循喉咙，夹舌本"，涌泉是肾经井穴，经脉所过，主治所及；二是心开窍于舌，肾虚导致心火亢盛，涌泉贴药能降火滋阴，也是"上病下取"的典型。

叶天士巧治红眼病的故事。叶天士是清代的名医，有一次，他遇上一位两眼通红的病人，病人眼眵堆满眼角，眼泪直往下淌，看上去十分痛苦。叶天士见状，详细问了他病情，然后郑重地告诉病人：其实眼病并不要紧，只需吃上几帖药就没事了，可是你两只脚的脚底几天后会长出恶疮，如果不及时治疗恐怕会有生命危险。病人一听就慌了，赶忙求叶天士给支个招。叶天士假装思索了半天，说办法是有，就怕他不能坚持。病人一听有办法救命，忙拍着胸脯保证说一定能坚持。于是叶天士向他介绍了一个奇特的治疗方案：每天用左手摸右脚底360次，再用右手摸左脚底360次，一次不少，如此坚持方能渡过难关。

病人半信半疑，但想到这是名医的治法，便老老实实地照着做了，做够了次数发现脚底果然没长出毒疮，更令他惊喜的是，原来的红眼病也不知不觉好了。他高兴地向叶天士道谢，叶天士哈哈大笑，对他说：实话告诉你吧，脚底长毒疮是假的，只不过我见你忧心忡忡，老是惦记着眼病，压力大反而会加重病情，于是我想出这个办法，将你的注意力分散，转移到别处。除掉心病，眼病便慢慢好了。病人听完，惊奇不已，连声赞叹叶天士医术高明。

虽然这个病人的红眼病和心情相关，用手擦脚心确实是转移了注意力，但是从中医理论上来说，叶天士之所以选用这个办法而不是其他办法，也是因为涌泉有"引热下行"的作用，红眼病才能好得这么快。

（2）交通心肾

劳宫穴是心包经穴，心包在属性上和心一样，功能上代心受邪、代心行令。涌泉穴为肾经穴位。劳宫穴和涌泉穴相对摩擦能直接交通心肾，使水火既济。常做此操，对于调整心率、失眠、头晕头痛都有很好的疗效，同时也是强身健体、调和阴阳的长寿方法。

首先，掌擦涌泉可以增强人体的免疫功能，防御时气疫毒、水湿淫气的侵袭，具有提高抗御传染病的能力。

《苏东坡文集》中有这样一个故事："扬州有武官侍真者，官于两广十余年，终不染瘴（瘴即疟疾，当地称'琵琶瘟'），面色红腻。腰足轻快，从不服药。唯每天五更起坐，两足相向，热摩涌泉穴无数（次），以汗出为度。"这位武官在两广做官10余年而不感染疟疾，就靠每天五更的时候按摩涌泉穴，我们前面说苏东坡有擦脚心的习惯，没准就是受了这位武官的影响。

其次，擦涌泉穴可以治疗阳痿、遗精、头目眩晕、健忘等肾中阳气亏虚的病症。这是因为肾中所藏的元气是维持人的生殖功能的物质基础，如果肾阳亏虚，就会导致男性阳痿、遗精等生殖功能的异常。同时，由于肾还主骨生髓，脑为髓海，肾中精气亏虚，就会造成髓海失养，出现头目眩晕、健忘等大脑功能异常的病症。擦涌泉鼓舞了肾中的元气，温补了肾中的元阳，使大脑得到充足的供养，于是健忘、头目眩晕等肾虚的病症可自行消失。《保生秘要》指出："临卧时，摩擦足心（涌泉），曲一足而侧卧，精自固矣。"《万寿丹书》中介绍："两足涌泉穴搓热，治'夜梦遗精'有效。"《医学入门》则称"九九之功，真阳不走"，说明涌泉穴按摩，具有益肾壮阳、封精固泻的作用。

第三，可以治疗失眠、调整心率。刘亚农先生"失眠导引法"介绍："两手心搓极热，对搓两足心（涌泉）极热，存想吸气入涌泉穴，停留不去，久久行之，高枕无忧，屡试屡验。"按摩涌泉穴还有调整心率的作用。秦重三先生介绍："先用右手擦左脚心（涌泉）100次，其效力能调整心脏跳动过快，兼治头部晕沉。"

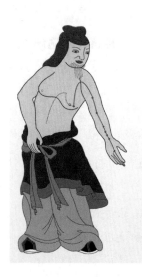

我曾在临床时治过这样一个病人，她原来是一个学校的干部，但是从退休那天起就患上了严重的失眠，每天靠安眠药才能睡上 2~3 个小时。鉴于安眠药的不良反应和依赖性，这位病人决定寻找其他解决办法。后来经朋友介绍到我门诊治疗，由于她家住得很远，往返不方便，加上她并没有其他严重症状，我就只在门诊给她扎了几针，然后告诉她回家后用手心擦脚心就可以了。后来经过电话随访，这个病人在坚持摩擦一个星期后，睡眠时间就大大延长，一个月后再随访，她说已经停掉了安眠药。

第四，擦涌泉可以治疗手足怕冷等阳气亏虚的病症。 从中医的角度讲，手脚位于四肢的末端，是阳气最难到达的地方，所以一旦阳气亏虚，往往在手脚的表现最为明显。而且中医认为男为阳女为阴，女性的阳气本来就少，在寒冷的冬天，自然界的阳气相对较弱，所以手脚怕冷常出现在女性身上。有时候和人握手的时候常常会"冻"着对方，面对尴尬，很多女同志会开句玩笑："哎，没人疼啊。"从西医学角度来说，手脚冰凉主要是四肢末端的血液循环不畅造成的。特别是患"雷诺病"的人（雷诺病是指肢体末端动脉阵发性痉挛，一般受寒冷刺激或情绪激动的时候容易发病），到了冬天手脚就没有暖和的时候，就算戴上手套也不管用。肾是先天之本，肾中的阳气也是全身阳气的根本，涌泉穴是肾气的源头，所以擦涌泉穴可以温补肾阳，阳气足了，四肢末端才能得到阳气的温煦，变得暖和起来。《脉法》中云："故圣人寒头而暖足，治病者取有余而益不足。"要做"圣人"，就得懂得"寒头暖足"，这说明古人已经认识到足部保暖在防治疾病中的重要性了。

（3）热水泡脚

很多养生专家都提倡坚持用热水泡脚，这也是一种"暖足"的方法。特别是工作了一天，在睡觉之前泡个热水脚能消除一天的疲倦，睡个好觉，更重要的是能促进气血运行，缓解手脚冰凉的症状。但是要使泡脚发挥最大的保健效果，也是有不少讲究的。

选择好泡脚器皿：或许大家对泡脚的器皿都没有刻意地选择，一般就是用一个洗脚盆就行了。不过我建议大家最好选用木桶来泡脚。这样我们泡脚的时候就不仅能够泡到脚，还能够泡到小腿。为什么要泡到小腿呢？这是因为，足三阳经脉在小腿的前外侧循行，足三阴经在小腿的后内侧循行，并且足三阴经在内踝以上8寸的位置相交于三阴交。所以，可以说小腿的部位是下肢六条经脉相交汇的地方，所以在泡脚的时候将小腿也浸泡进去的话，就会同时刺激足部六条经脉的气血运行，可以调理足三阴、三阳经的功能，进而可以对人体的功能状态进行比较全面的调理。

桶底放卵石：泡脚要讲究的第二点，就是我们在泡脚的时候可以在桶底放一些鹅卵石。这些鹅卵石要经过选择，要挑选大小均匀的石头，铺放在桶底。在泡脚的时候，我们可以一边泡脚，一边在石头上面稍用力地活动脚。因为鹅卵石不是一个平面，而是突起不平的，所以这就相当于我们在泡脚的同时还在做足底按摩，能够对整个足底的穴位都进行按摩刺激，从而增强泡脚的保健功效。

水中加药：在泡脚的时候，如果单用热水而不添加什么药物的话，就只有热效应刺激。如果在泡脚的时候，加入一些中药，用中药汤来泡脚，那才称得上是真正的"足浴"。

泡脚用的中药有很多，不同的药有不同的作用。这里我就给大家介绍两种常用的药物——艾叶和红花。**艾叶，具有温经、去湿、散寒、止血、消炎、平喘、止咳、安胎、抗过敏等作用**。我们最好选用鲜艾叶，鲜艾叶的气味比较浓，药力比较强。**红花具有活血通经、散瘀止痛的功效，将其加入泡脚水中能够起到温经通脉、活血化瘀的功效**。泡脚的汤水中加入艾叶和红花，就能够加强刺激经脉气血循行的作用，能够更好地扩张下肢的血管，加速血液的流通。这样不但泡脚的时候汤水看起来红绿相间，赏心悦目，同时还能够加强保健的功效，可以说是一举两得。我推荐的这两味中药主要是针对肢端发凉、发冷等有末梢循环障碍的人。如果是高血压患者，就可以在泡脚水中加入醋、小苏打，能够收到降压的效果。当然，我们还可以针对不同的情况选择不同的泡脚药物，只是选择药物的时候最好经过专家的认可，以免出现不良反应。一般泡脚的时间以15~20分钟为宜，在泡脚的过程中，要不断地添加热水，保持水温的相对恒定。

泡脚禁忌：泡完了脚，觉得很舒服是不是？但是你可能不知道，并不是什么人都适合用热水泡脚，足浴也是有禁忌的。

① 患有心力衰竭、心肌梗死的人不要用热水泡脚，因为那样会加重心脏负担。

② 有皮肤破损或者皮肤感染的人也不适合泡脚，例如有脚气的人，在脚气严重到起疱的时候就不能泡脚，以免引起感染。

③ 还有在饭前和饭后半个小时内都不要泡脚，因为泡脚的时候下肢的血管扩张，胃肠和其他内脏血液减少，会影响胃肠的消化吸收。

④ 孕妇不宜长时间泡脚，热水会加快气血运行，有流产的危险。

泡脚时间长可能会出现头晕，也是因为下肢血容量增多，导致上部特别是头部血液相对不足。这时候不要惊慌，先把脚从热水里拿出来，然后在床上平躺一会儿，症状就会消失。

程氏养生点穴器

本节对涌泉的刺激，除了劳宫擦涌泉、泡脚泡涌泉以外，我们还可以使用点穴器对涌泉穴进行点按，效果同样奇特。

水牛角点穴棒

水牛角是人们经过多年验证用来代替犀牛角的，它的功效和成分与犀角相似。水牛角性寒，味苦咸，入心、肝、脾、胃四经，有清热解毒、凉血止血的功效。临床上可以治热病头痛、壮热神昏、斑疹、吐衄、小儿惊风、喉痹咽肿等。

稍尖的一端用来点按穴位，可用于平时保健和配合治疗；另一端为滚轮，可以在背部、胳膊、脚等部位按摩，有通络活血、消除疲劳的作用。

强磁经络点穴器

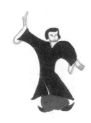

用手握住有机玻璃的一端在身体各部位滚动，可滚动头、面、颈、背、腹、脚部和四肢等。遇到有痛点块状、条索状等患处，用铜轮多滚动几下逐步加力到能忍受为度，再用强磁的一端点按几秒钟，重复使用可以缓解疼痛，消除肿块和条索。

环中指　腕原穴　强心肺

🍃 找准位置

❖ 太渊穴

太渊穴，手太阴肺经穴，仰掌，腕横纹之桡侧凹陷处。太渊穴的位置很好找，就是通常中医号脉最靠近大拇指的地方。掌心向上，手腕横纹靠近大拇指的一端有一个突起的骨头，骨头内侧就是太渊穴。因为下面有桡动脉从这里经过，所以稍微用力就可以摸到脉搏。

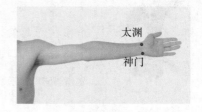

太渊：手太阴肺经穴位。在腕掌侧横纹桡侧，桡动脉搏动处。

神门：手少阴心经穴位。在腕部，腕掌侧横纹尺侧端，尺侧腕屈肌腱的桡侧凹陷处。

太渊，"太"是大到极点的意思，"渊"最初的意思是回水，就是有旋涡的水，后来演变为深潭。肺经的气血从胸部流向手部的时候就像是瀑布飞流直下一样，大部分气血在下落的过程中转化为气态的水雾向其他部位发散，留下的经水在这个部位会聚成深潭。太渊也称太泉，太泉这种说法多见于唐代书籍，是为了避唐高祖李渊的讳。"泉"和"渊"的意思相近，也说明肺经的经水在此聚成大泉。

❖ 神门穴

神门穴，腕横纹尺侧端，尺侧腕屈肌腱的桡侧凹陷处。简便取穴法，弯曲小指和无名指，其余三指伸直，会在腕横纹靠近小指的一侧摸到一条突起的筋，这条筋里面的凹陷就是神门穴的位置。

神门，简单说就是"神"出入的门户。那"神"是什么呢？一方面是指人的精神、意识、思维活动，这些都藏于心中，由心来管理；另一方面，此处是心经的原穴，是心脏的原气流止的地方，中医有"心藏神"之说，所以这个"神门"也可以理解为心经的气血和心脏的原气出入的门户。

❖ 大陵穴

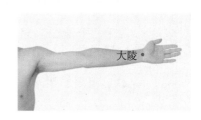

大陵穴，在腕掌横纹的中点处，当掌长肌腱与桡侧腕屈肌腱之间。简便取穴法，就是太渊穴和神门穴连线中点的凹陷处。

大陵，在穴位命名上存在两种说法。一种是高大的山坡，因为就部位而言，本穴在掌根和前臂连接处，从外形上看像丘陵，故名"大陵"。另一种说法，"陵"在古代还指埋葬帝王的坟墓。因为刺激大陵能促进睡眠，就像帝王安眠一样。

❖ 中指内侧

中指内侧，是手厥阴心包经的循行路线，心包裹在心包之内，所以这条线反映的是心包经和心经的病变，接受刺激也能治疗这两条经脉的疾病。而且，中指一般以圆长健壮为佳，指型直而不偏曲，大多心脏功能好，气血旺盛，精神饱满而少病。

🍃 动作要领

取站立姿势，先搓热双手中指，再将左手手心向上，右手中指放在左手的腕横纹上，从尺侧到桡侧（即从靠近身体一侧擦到另一侧）摩擦手腕，直到手腕和中指都产生热感。之后换另一手操作。

步骤：

1　用左手拇指指腹侧面摩擦右手中指内侧面，直到中指发热为止。

2　左手手心向上，将右手中指整个内侧面放在左手腕横纹处，按照神门穴→大陵穴→太渊穴的顺序摩擦，从内到外，再沿原路返回为 1 次，反复摩擦约 30 次，至左手手腕处有热感为止。

3　用右手拇指指腹侧面摩擦左手中指内侧面，直到中指发热为止。

4　右手手心向上，将左手中指整个内侧面放在右手腕横纹处，按照神门穴→大陵穴→太渊穴的顺序摩擦，从内到外，再沿原路返回为 1 次，反复摩擦约 30 次，至右手手腕处有热感为止。

　　摩擦时节律均匀，要有热感向内渗透。摩擦时力度不要浮在表面，手腕皮肤不要出现褶皱。为方便摩擦，被摩擦手腕的一手手掌尽量向下背曲，充分暴露手腕处穴位。

❖ 本式详解

◆ 原气出原穴

　　原穴是经络学中的一种特定穴，是脏腑原气经过、留止的部位，反映脏腑原气的盛衰。"原气"一词出自《难经》："脐下肾间动气者，人之生命也，十二经之根本也，名曰原。"这里的"脐下"指的就是我们前面提到的关元穴，是人体真元之气（元气）出入的门户。真元之气发源于两肾之间，通过三焦运行周身，推动和协调各脏腑经络的功能活动，是生命活动的原动力，维系着人体的生命和健康。真元之气在通过五脏六腑的时候，会选择一个特殊的地方进入脏腑，变成具有相应特点的脏腑原气，也有人把这种原气叫"次原气"。原气输注于脏腑的这个特殊部位，我们称之为原穴，可以说原穴是真元之气和次原气交通的门户，最能反映对应的五脏六腑的变化。如果你觉得真元之气和次原气太难理解了，那我就打个简单的比喻。我们把真元之气比作水库，水库经很多河渠流入各城镇。脏腑中的原气就相当于这些河渠中的水，河渠所分布的各城镇就相当于人体的原穴。

原穴最早见于《黄帝内经》，但是书中原穴的名称、定位和现在不太一样。现在确定的十二原穴是参照《针灸甲乙经》，这是人们经过临床验证的选择，《针灸甲乙经》中原穴的定位和命名比《黄帝内经》更合理一些。**原穴都分布在腕膝关节附近，呈现手不过腕、足不过膝的分布特点。**其中阴经的原穴和五输穴中的"输穴"重合，阳经的原穴在"输穴"之后，可以说是脏腑脉气最为旺盛的地方，对诊断和防治脏腑疾病有着其他穴位难以企及的效果。

（1）原穴可以诊断疾病

当脏腑发生病变，就会通过经络反映到体表相关的原穴上，会出现压痛、结节、条索等反应，正如《针灸甲乙经》所说："五脏有疾，出十二原，而原各有所出，明知其原，观其应，知五脏之害矣。"

中医有句话叫"有诸内者必形诸外"，是金元四大家之一的朱丹溪根据《黄帝内经》中的"司外揣内"思想提出的。古代的解剖技术不发达，而且受封建礼教的影响，在人体上动刀是非常不道德的事情，所以医生只能根据病人外在的反应来推测体内脏腑气血的变化。例如，如果发现邪在肺，就会出现皮肤痛、寒热、咳喘、汗出等症状，所以在临床上见到皮肤痛、寒热等症状的时候，就可"视其外应，以知其内脏"，推测是肺部发生了病变，进而选择相应的治法和药方。久而久之，逐渐形成了一套独特的"辨证论治"理论，利用原穴诊断疾病就是其中之一。例如心脏出现异常的时候，心包经和心经的原穴大陵和神门对痛觉要比平时敏感一些，这就提示我们可以用这两个穴位来治疗心脏病变。

西医学家也对心经和心包经的穴位做了研究，发现这两条经脉和心脏在脊神经节和脊髓背角有特异性的会聚，两条经脉的感觉神经元在节段分布上也和心脏的节段支配大体相同。虽然我们的祖先没能具体看到经脉和脏腑的联系，但是"实践是检验真理的唯一标准"，原穴诊治脏腑疾病的有效性也证明了中医辨证论治的科学性。

（2）原穴能预防疾病

中医有一名句叫"邪之所凑，其气必虚"。这里的"气"指的是人体的正气，由于脏腑原气来源于人体真元之气，是生命的原动力，所以正气就是发挥防御作用的原气，也相当于我们现在所说的免疫力。**经常刺激原穴能使正气充足，免疫系统功能提高了，防病抗病能力自然也会提高，这就是所谓的"正气存内，邪不可干"。**

中医说的"防病"不仅仅是平时的保健，还包括预防生病以后疾病的"传变"，最著名的就是张仲景提出的"见肝之病，知肝传脾，当先实脾"的理论。五行中肝属木，脾属土，木克土，肝系统出现异常，如果得不到有效治疗，下一步就会导致脾的病变。要预防这种情况的发生，就得在脾还没出现异常的时候进行干预，这时候就可以刺激原穴来截断病势，防止病情加重。这也是中医"治未病"理论的一部分，我们称为"既病防变"。

《黄帝内经》云："邪风之至，疾如风雨。故善治者治皮毛，其次治肌肤，其次治筋脉，其次治六腑，其次治五脏，治五脏者半死半生也。"**因此，在治疗疾病的时候，仅仅治疗发生病变的部位和脏腑是不够的。作为一个医生，必须知道疾病下一步的发展态势，包括可能累及的部位或脏腑，及时采取预防措施，"早遏其路"才是上策。**例如肩臂冷痛，大多是因为受风受寒引起的，如果不去治疗，时间久了阳气虚衰就会发展为中风、半身不遂等症，所以要在刚发病的时候，或者用热毛巾敷肩，或者艾灸肩髃等穴位来温阳祛寒，同时晚上睡觉的时候要盖好被子，以免寒上加寒。

说到这，我不禁想到了现在的白领们，夏天本来穿得就少，胳膊、膝盖和腿都暴露在外，工作环境又都是空调房，冷风常常是直接吹进肌肉和骨骼缝隙，加上运动又少，气血循环不畅，如果不注意预防的话，寒凝加重血瘀，关节炎、颈椎病等自然就缠上身了。所以建议各位白领们，空调房要少待，真的离不开的话也要在办公室预备衣服，截断风寒入侵的道路，而且坐久了一定要活动活动筋骨，毕竟健康才是最重要的。

（3）原穴可以治疗疾病

当某一脏腑发生病变时，刺激相应的原穴能直接调节这个脏腑的气血，使其功能恢复正常。我们研究穴位的时候会发现一件有趣的事，肝、脾、肾的原穴都用"太"来命名：太冲、太白和太溪，"太"是大到极点的意思，在这三条经脉中，其他穴位的作用都大不过它们，可见原穴在经络中所占地位有多重要，这三个"太"穴也充分说明了古人对原穴的重视。

临床上太溪穴能调节整个肾系统的功能，对治疗肾虚引起的遗精、阳痿、小便频数等都有良好的效果；太白穴更是不得了，**"太白"**本来是古代星宿的名字，传说此星有平定战乱、利国安邦的本事，用这个名字来命名脾的原穴，说明这个穴位也能平息人体中的"战乱"——气血失调，**能治各种原因引起的脾虚**如先天脾虚、肝旺脾虚、心脾两虚、脾肺气虚、病后脾虚等。从西医学角度来说，点揉太白穴还可调控血糖指数，高者可降，低者可升。**太冲穴则是治疗肝病的首选穴位**，如对肝气上逆导致的胁肋疼痛、肝阳上亢出现的头晕头痛，甚至是肝气郁结引起的乳房胀痛等有明显的疗效。

西医学研究也证实了原穴和其他穴位的不同，有人在 X 线下观察针刺合谷（大肠经原穴）时，食道癌病人的食道管腔明显增宽，痉挛消失。肝脏出现病变时，太冲穴（肝经原穴）皮肤温度比正常人要高。针刺神门穴对老年痴呆患者大脑皮质的功能活动有激活作用，脑血流量也相应增加等。

我在临床上也常用大陵穴和神门穴结合治疗老年痴呆症。老年痴呆是一种脑部变性疾病，临床表现主要为记忆障碍和认知功能障碍，其特征是进行性脑部功能的全面减退。针灸在治疗这类疾病上有一定的优势，临床疗效较好。我曾经治疗过一位 70 多岁的大妈，她吃了很多药也不见好转，到后来连自己的儿子也不认识了。我给她治疗的时候，除了头脑附近的穴位，肢体上我选的主要穴位就是神门穴和大陵穴，在治疗了将近 10 次之后，有一天老太太突然对着儿子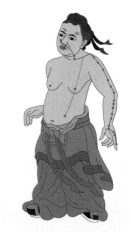叫了一声他的小名，当时她的老伴和儿子都惊呆了，反应过来后就抱头痛哭，他儿子抱着妈妈说："妈，你终于认识我了！"看到这个场面，我也为他们感到高兴，我总算没辜负病人的期望。

大陵和神门是心包经和心经的原穴，中医上心主神明，心的生理功能和病理变化与脑的功能密切相关，像记忆、认知等要通过脑来发挥，所以刺激这两个和心关系最密切的穴位，能直接调节心的功能，从而间接改善脑部功能，心窍通则脑窍清。

❖ 手腕藏心肺

（1）摩擦手腕能调整心肺功能

手腕内侧腕横纹分布着肺经的太渊、心包经的大陵和心经的神门穴，这些都是心肺原气经过和留止的部位，而且心肺位置相邻，生理和病理上都相互影响。所以，刺激腕横纹能调节心肺气血，迅速调整心肺功能。

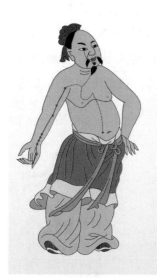

有一次我早上正准备上班，经过小区公园的时候，发现一位老大爷坐在石凳上不停地喘气，还用手捂着胸口，看上去很是难受。上前一问，得知大爷哮喘病发作了，身边又没带着药，当时我手边也没带针具，只能用按摩的方法。我先是揉按大爷双手的太渊穴，大概按了三五分钟，大爷说呼吸顺畅了，又从胳膊到手指按摩了一遍肺经的穴位，两条手臂按完，大爷已经不气喘了，胸口也不闷了。我本来想把大爷送到医院，大爷摆着手说没事了，不去医院。我把刚才的方法仔细跟大爷说了一遍，让他照着做，这才放心地离开。

太渊穴是肺经的原穴，同时也是五腧穴中的腧穴，有止咳化痰、通调血脉的作用，除了治疗肺系统的疾病，对心脏也有调整作用。

《黄帝内经》中给各个脏腑都分封了"官职"，其中涉及心和肺时是这样说的："心者，君主之官，神明出焉；肺者，相傅之官，治节出焉。"古人把心比喻为高高在上的皇帝，统治全国，管理着人体的所有活动。而肺是"相傅"，也就是宰相，有帮助心来治理国家、协调脏腑气血的功能。在气血关系上，中医认为"气为血之帅，血为气之母"，气能化生、推动和固摄血液，而五脏中心主血，肺主气，肺掌管着一身气的运行，既是心脏中血液运行的动力，也能帮助心气把血液固摄在经脉之内，防止向外溢出。所以心和肺在生理上相互依存，互为根本。

从西医学的解剖位置来说，心脏处在两个肺叶中间，肺就像一把大伞一样把心脏牢牢地保护起来。 从血液循环上讲，人体有大、小循环之分，小循环也叫肺循环，是静脉血从心脏出发，经肺的呼吸转化成动脉血的过程。从病理上来说，肺脏的疾病日久就会影响到心脏，例如肺源性心脏病就是典型的肺病累及心脏。还有，我们经常在电视上看到的人工呼吸、胸外按压，就是利用心肺的密切关系来抢救病人，西医称为"心肺复苏术"。所以，无论从西医还是中医的角度，心和肺都是一对形影不离的兄弟，在治疗疾病和保健养生的时候要同等对待它们。

太渊穴除了是肺经上的原穴和腧穴，在经络学中，它还属于八会穴中的"脉会"，意思是说这个地方是人体经脉的集散地，其他经脉出现了什么异常，或是脏腑有了病变，都能在太渊这个部位很快地反映出来。同样若刺激这个穴位也能反过来通过经络向内传导治疗信号，调节脏腑。另外，中医把这个部位称为"寸口"，也叫"气口"。在古人认为，气口是可以"决死生"的，所以中医脉诊叫"独取寸口"，三根手指即能断人疾病。

（2）摩擦手腕还能防治"鼠标手"

现在的白领们长期面对电脑，每天点击鼠标成千上万次，在办公室一坐就是多半天，时间一长，颈椎病、腰酸背痛、干眼症、偏头痛、鼠标手等都找上身了。因为很多疾病在白领一族中发病率高，而这些人又是相对时尚和文明的人群，所以人们就把这些疾病戏称为"时尚病"或者是"白领病"。追求时尚是好事，追求服装和生活时尚能悦人悦己，但是在疾病上赶时髦就有点得不偿失了。

什么是"鼠标手"呢？用医学术语来说就是"腕管综合征"，是指人体的正中神经以及进入手部的血管，在腕管处受到压迫所产生的症状，主要会导致食指和中指僵硬疼痛、麻木与拇指肌肉无力感。从广义范围来说，一切因为使用鼠标而导致的上肢（手臂、手腕、手掌、手指）不适，都应该称之为鼠标手或是鼠标伤害。除了上述手指手部的症状，还包括肩部甚至颈部的不适，手腕和前臂的疲劳酸胀，手腕的僵硬和手掌的酸涩。

曾经有人做过研究，如果持续在电脑前工作6个小时，手指所承受的压力和双腿快走40公里受到的压力强度是一样的。想象一下，让你走40公里是什么概念？先不说能不能坚持下来，即使真走完了，咱这两条腿也该失去知觉了吧。白领一族每天重复着在键盘上打字和移动鼠标，总是反复集中机械地活动一两个手指，手腕关节长期密集、反复和过度的活动，时间一长，手指和腕部就会觉得麻痹和疼痛，这就是传说中的"鼠标手"。要是你经常感觉手腕麻木，还有隐隐的灼痛，鼠标手很可能已经不知不觉找上了你。

鼠标手重在预防，因为病情严重的话就要用手术来解决了。所以我们要尽量减少在电脑前工作的时间，在连续使用鼠标一个小时之后就需要做一做放松手部的活动。曾经有位手外科专家说，一个经常使用电脑的吉他手是不会患"鼠标手"的，因为弹吉他能缓解手指的僵硬和痉挛。不过我们不必为了预防鼠标手而去学弹吉他，可以通过其他方法来给手指"减负"。例如可以用单击代替双击，需要双击的时候可以用右键或快捷键来代替，这样点击鼠标次数就能减少一半。还可以左右手更换使用鼠标，习惯后也可达到减负的效果，而且加强左手的活动还能开发右脑，一举两得。另外就是做一些手部活动操，如转手腕、捏手指、用中指摩擦手腕等，都能收到通络活血的效果，对预防鼠标手有一定的作用。

患上鼠标手除了因长时间点击鼠标外，还和鼠标的形状和位置有关系。我们现在使用的鼠标都是"趴"在桌面上，左右按键与桌面平行，操作的时候手腕要背伸一定角度，掌侧和桌面接触，结果就加大了腕管处的压力。长期反复地挤压摩擦，就会使其中通过的神经和血管受到损伤，感觉障碍，气血不畅，产生麻木、僵硬、酸痛。不单单是腕部，由于使用鼠标时肩膀要向外展开，前臂旋转扭曲，时间长了也会导致肩颈和手臂的疲劳，诱发颈肩综合征和关节炎等疾病。

所以预防鼠标手还需要注意鼠标的位置以及其他电脑硬件的摆放：

① 键盘应该放在正对着身体的中间位置，不要把键盘斜摆在一边，以防肩臂扭曲。

② 手腕尽可能以平放姿势操作键盘，既不弯曲又不下垂。

③ 最好选用弧度较大、接触面较宽、有助于使力分散的鼠标。

④ 使用鼠标的时候最好和肘部保持一样的高度，手腕伸直，手臂不要悬空，移动鼠标时尽量使用臂力，避免使用腕力，以避免腕管的过度牵拉。

⑤ 肘部工作角度应大于90°，以避免肘内正中神经受压。

⑥ 前臂和肘部应尽量贴近身体，并尽可能放松，以免使用鼠标时身向前倾。

❖ 中指作用和生物全息论

（1）中指作用

　　几年前的一个晚上，我正和家人一起看电视，忽然听到急促的敲门声，开门一看是隔壁邻居，抱着刚一岁多的孩子站在门口。询问之后才知道，孩子这两天晚上一到睡觉的时候就啼哭不止，现在眼睛里还有泪珠呢，看着就让人心疼。到底怎么回事呢？原来两天前孩子不小心从床上摔了下来，由于地上铺了厚厚的垫子，并没摔坏什么地方，大人也以为没事了。但是从昨天晚上开始，孩子就睡不好了，经常哭个不停，怎么哄都不行，因为知道我是中医，就来向我求助。很明显，这是孩子受到了惊吓，心神不安引起的小儿夜啼，我说有个办法一用就灵，但是怕他们心疼孩子不接受。我的方法就是在中指尖放几滴血，邻居开始有些犹豫，后来想想利害关系也就同意了。第二天早上出门碰到孩子的父亲，他说放血之后孩子当晚就不哭了，一直睡到第二天早上，现在正和妈妈玩呢。这就是心包经中冲穴宁心安神的典型应用。

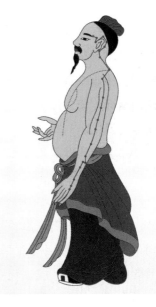

中指内侧是手厥阴心包经循行的部位，指尖为中冲穴。中医认为心包是心的外围，有保护心脏的作用，其生理功能就是心的功能，属于心系统的一部分。病理上，经过大量临床验证，刺激心包经的穴位有很好的防治心脏疾病的作用，例如缓解冠心病、心绞痛、早搏、心烦失眠等，有时心包经比心经的穴位效果还明显。我们在古代的文献中也发现，手少阴心经穴位的主治记载比较少，从穴位的应用频率上，手少阴心经只有神门、阴郄常用一些，而与"心"有关的疾病却是手厥阴心包经的主治重点，如内关、间使治疗心口痛，郄门治疗心慌，劳宫能泻心火等。因此有人提出"心主二经"的说法，认为心包经和心经其实都是属于心的经脉，两者都能防治心脏疾病。

（2）生物全息论

"生物全息论"是山东大学生物系的张颖清教授最先提出的。"全息"一词本来是指激光照相，由激光感光后的底片，将其打碎后任何一块小的碎片仍能显示出物体完整的影像来。张颖清教授在研究生物的时候发现一个有趣的现象：无论是植物的枝条、叶片，还是动物的节肢、器官，都是生物整体的缩影，能反映生物整体的信息，于是借用了激光照相中的"全息"现象来比喻生物体整体与局部的关系，提出了"生物全息论"：一切生物体都是由全息胚组成，每个全息胚都含有生物整体的信息。

人也是生物的一种，所以也存在很多全息胚（也叫全息元），比如说耳朵像个倒置的胎儿、五脏六腑样样俱全，脚上分布着很多脏腑和器官的反射区，手掌、面部也都是全息元，甚至是一根骨头也能从头到脚的反映身体的情况（第二掌骨全息）。这些独立的组织器官都是人体的缩影，反映着整体的变化。

（3）全息理论与中医

全息理论和我们中医的整体观念也是一致的，从原穴的特点上就能看出一二，司外揣内，由表象来测知本质，由局部来测知整体，如面诊、舌诊、眼诊、脉诊等都体现了部分与整体相对应，部分是整体的缩影以及不同系统之间有着相似性联系等全息思想。例如脉诊的"独取寸口"，三根手指分别对应寸、关、尺三部，左手候心、肝、肾，右手候肺、脾和命门，不过几厘米的地方就能反映出全身脏腑气血的变化。而《黄帝内经》也提出了面诊:"庭者首面也，阙上者咽喉也，阙中者肺也，下极者心也，直下者肝也，肝左者胆也，下者脾也，方上者胃也，中央者大肠也，挟大肠者肾也，当肾者脐也，面王以上者小肠也，面王以下者膀胱子处。"在面部美容上，美容师经常根据青春痘和斑点长在什么地方来判断体内出现了什么变化，在外部治疗的同时会建议你调理相应的内在脏腑，这也是面部全息论在美容上的应用。可以说，人体的全息元无处不在，任何地方哪怕是一个细胞都是人体的缩影。

我们这里用的中指属于手掌全息范围，人的整个手掌是个全息元，中指代表了心脏和心的功能，从长度说应该高于食指和无名指，如果过短就提示心律失常，过长提示易患腰痛。中指圆长健壮，三个指节长短平均，指形直而无偏曲，说明健康状态良好，气血充足。中指苍白，细小而瘦弱，指头偏，指节漏缝，提示心血管功能差或者贫血。中指关节横纹出现青筋，则提示脑动脉血管硬化，容易出现头痛、头晕症状，甚至中风。另外，中指第二指节左右两侧分别对应高血压和低血压，如果颜色发生变化，发白或发红，那就是提示血压不正常了，需要进行调节。所以很多保健操都有搓擦手指的动作，所谓十指连心，尤其是中指，居五指之中，属心(心包)，主神明，能判断心脑血管功能的强弱，经常按摩可强心健脑。

我们这式操设计的是用中指摩擦手腕内侧，从小的方面说，摩擦生热，热能渗入腕关节，能缓解局部肌肉的僵硬，促进局部代谢，预防鼠标手；从大的方面讲，太渊、大陵和神门三个原穴同时受到刺激，对心、肺功能有直接的调节作用，而且横向疏通了心经、心包经和肺经的气血。肺气足，能生血也能行血，心血充，则心安神明。心包气血盛，则宫墙结实，不惧外敌。所以，中指摩擦手腕能通调心肺，保证君明臣安，脏腑功能和谐。

程氏养生手链

这里介绍的手链是由砭石制成的。砭石手链一方面有砭石的通经络、活气血、镇静安神的作用；另一方面，手链在佩戴时能摩擦腕部穴位，疏通经络，缓解手腕局部的酸痛和肌肉疲劳，治疗鼠标手、腱鞘炎等疾病。手腕穴位还可以调整心肺功能，有效改善人体上半身的微循环，对心脏病、脑供血不足等有一定防治作用。如果长期佩戴，还有美白肌肤、排毒减肥、延缓衰老的作用。

注意事项

① 砭石属于易碎物品，平时佩戴时不要用力磕碰、摔砸。

② 如果腕部皮肤有破损时尽量不要佩戴，以免加重皮损。

③ 孕妇戴手链不要靠近腹部，以免造成流产。

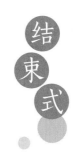

双手十指交叉，互相挤压，挤为一拍，松开十指为一拍，做四个四拍。两手掌相对，互相摩擦，摩擦至手掌发热为止。深呼吸，双手放下，收式。

十指排毒

双手十指交叉，互相挤压，挤为一拍，松开十指为一拍，做四个四拍。

要领：十指交叉，相对用力挤压，十指指尖充血发红，指关节发白后松开双手。

双手互擦

两手掌相对，互相摩擦，顺序为摩擦大鱼际→摩擦掌根→摩擦小鱼际→摩擦掌心和全掌，摩擦至手掌发热为止。

深呼吸，双手放下，收式

本书涉及的穴位

1. 涌泉穴

【位置】足少阴肾经穴位。在足底部，卷足时足前部凹陷处，约当足底二三趾趾缝纹头端与足跟连线的前 1/3 与后 2/3 交点上。

【功能】苏厥开窍，降逆止呕，泄热清心，回阳救逆。

【主治】头痛，目眩，头昏，咽喉痛，舌干，失音，大便难，小便不利，小儿惊风，足心热，昏厥等。现代常用于治疗神经衰弱、三叉神经痛、扁桃体炎、高血压、精神分裂症、癔症、中暑、休克等。

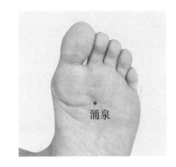

涌泉

2. 肩井穴

【位置】足少阳胆经穴位。在肩上，乳中直上，当大椎与肩峰端连线的中点上。

【功能】降逆理气，散结补虚，通经活络。

【主治】颈项强痛，肩背痛，臂不举，乳汁不下，乳痈，瘰疬，中风，难产等。现代常用于治疗高血压、脑血管意外、乳腺炎、功能性子宫出血、小儿麻痹后遗症等。

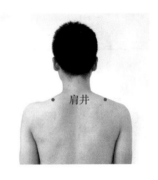

肩井

3. 劳宫穴

【位置】手厥阴心包经穴位。在手掌心，当第二三掌骨之间偏于第三掌骨，握拳时中指尖处。

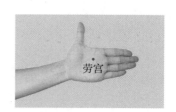

【功能】开窍泄热，清心安神，和胃调营。

【主治】心痛，癫狂，痫证，口疮，口臭，鹅掌风，呕吐，反胃等。现代常用于治疗心绞痛、口腔炎、小儿惊厥、癔症、精神分裂症、手掌多汗症、手指麻木、高血压等。

4. 百会穴

【位置】督脉穴位。在头部，当前发际正中直上 5 寸，或两耳尖连线的中点处。

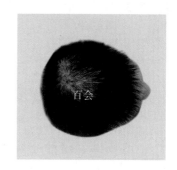

【功能】苏厥开窍，升阳固脱。

【主治】头痛，眩晕，耳鸣，鼻塞，中风失语，昏厥，癫狂，脱肛，阴挺等。现代常用于治疗高血压、神经性头痛、美尼尔综合征、老年性痴呆、内脏下垂、精神分裂症、脑供血不足、休克、中风后偏瘫、不语等。

5. 翳风穴

【位置】手少阳三焦经穴位。在耳垂后方，当乳突与下颌角之间的凹陷处。

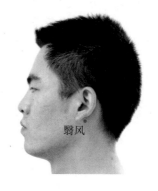

【功能】聪耳，散风热，活络。

【主治】耳鸣，耳聋，聤耳，口眼歪斜，齿痛，颊肿，瘰疬，牙关不利等。现代常用于治疗聋哑、腮腺炎、下颌关节炎、面神经麻痹、中耳炎等。

6. 风池穴

【位置】足少阳胆经穴位。在项部，当枕骨之下，与风府相平，胸锁乳突肌与斜方肌上端之间的凹陷处。

【功能】清头明目，祛风解毒，通利官窍。

【主治】头痛，眩晕，失眠，颈项强痛，目视不明，青盲，目赤痛，耳鸣，抽搐，痫证，小儿惊风，热病，感冒，鼻塞，鼻渊等。现代常用于治疗高血压、脑动脉硬化、电光性眼炎、视神经萎缩、颈肌痉挛、肩关节周围炎、半身不遂等。

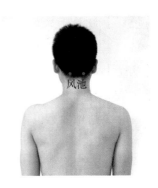

7. 风府穴

【位置】督脉穴位。在项部，当后发际正中直上1寸，枕外隆凸直下，两侧斜方肌之间凹陷中。

【功能】醒神清脑，息风开窍。

【主治】头痛，项强，目眩，鼻衄，咽喉肿痛，中风不语，半身不遂，癫狂等。现代常用于治疗神经性头痛、颈项部神经肌肉疼痛、感冒、癔症等。

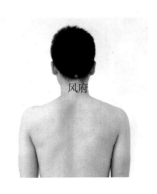

8. 人迎穴

【位置】足阳明胃经穴位。在颈部，结喉旁，当胸锁乳突肌前缘，颈总动脉搏动处。

【功能】宽胸降逆，化痰利咽。

【主治】咽喉肿痛，喘息，气瘿，头晕，面赤等。现代常用于治疗颈淋巴结核、甲状腺肿大、支气管哮喘、高血压、低血压等。

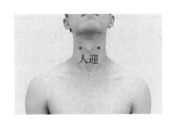

9. 耳尖穴

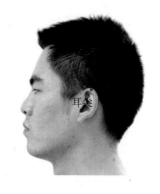

【位置】经外奇穴。在耳郭的上方，当折耳向前，耳郭上方的尖端处。

【功能】泻热凉血，明目。

【主治】目赤肿痛，热病，目翳。现代常用于治疗沙眼、急性结膜炎、角膜炎等。

10. 膻中穴

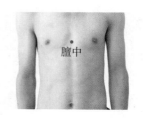

【位置】任脉穴位。在胸部，当前正中线上，平第四肋间，两乳头连线的中点。

【功能】理气活血，宽胸利膈。

【主治】气喘，胸痛，胸闷，心悸，乳汁少，呃逆，噎膈等。现代常用于治疗支气管哮喘、支气管炎、食管狭窄、肋间神经痛、心绞痛、乳腺炎等。

11. 章门穴

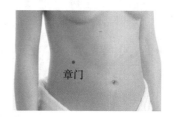

【位置】足厥阴肝经穴位。在侧腹部，当第十一肋游离端的下方。

【功能】疏肝健脾，清热利湿，理气散结。

【主治】胁痛，腹胀，肠鸣，呕吐，泄泻，完谷不化等。现代常用于治疗胸膜炎、肋间神经痛、肠炎、胃炎等。

12. 京门穴

【位置】足少阳胆经穴位。在侧腰部,当第
十二肋骨游离端的下方。

【功能】益肾利尿,调肠止痛,通经活络。

【主治】腹胀,肠鸣,泄泻,腰胁痛等。现代
常用于治疗肋间神经痛、肾炎、高血
压等。

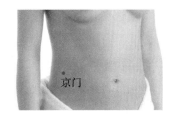

13. 中脘穴

【位置】任脉穴位。在上腹部,前正中线上,
当脐中上4寸。

【功能】健脾胃,助运化,补中气,安神志。

【主治】胃痛,腹胀,肠鸣,翻胃,吞酸,呕
吐,泄泻,痢疾,黄疸,饮食不化,
失眠等。现代常用于治疗急性胃炎、
慢性胃炎、胃溃疡、胃下垂、胃痉挛、
胃扩张、子宫脱垂、荨麻疹、食物中
毒等。

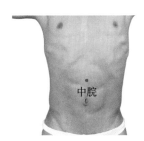

14. 关元穴

【位置】任脉穴位。在下腹部,前正中线上,
当脐中下3寸。

【功能】培元固本,补益下焦。

【主治】遗尿,遗精,小便频数,小便不通,
疝气,月经不调,带下,痛经,崩漏,
产后出血,小腹痛,完谷不化,泄泻,
脱肛,中风脱证等。现代常用于治疗
尿道炎、盆腔炎、肠炎、肠粘连、神
经衰弱、小儿单纯消化不良等。

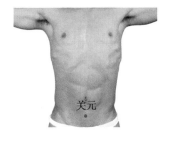

15. 神阙穴

【位置】任脉穴位。在腹中部，脐中央。

【功能】回阳固脱，益下元，调肠胃。

【主治】腹痛，肠鸣，中风脱证，脱肛，泄泻不止等。现代常用于治疗肠炎、痢疾、尿潴留等。

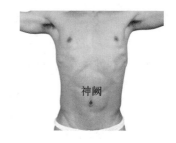

16. 肾俞穴

【位置】足太阳膀胱经穴位。在腰部，当第二腰椎棘突下，旁开 1.5 寸。

【功能】益肾气，强腰脊，壮元阳，利水湿，明耳目。

【主治】遗精，阳痿，遗尿，月经不调，白带，腰痛，腰膝酸软，头昏目眩，耳鸣，耳聋，水肿，气喘，泄泻等。现代常用于治疗肾炎、尿路感染、半身不遂、生殖系统疾病等。

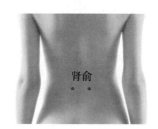

17. 八髎穴

【位置】足太阳膀胱经穴位。在骶部，当髂后上棘与后正中线之间，适对第一、二、三、四骶后孔处。

【功能】调下焦，强腰膝，通经络。

【主治】腰痛，疝气，二便不利，月经不调，赤白带下，阴挺等。现代常用于治疗骶髂关节炎、坐骨神经痛、下肢瘫痪、小儿麻痹后遗症、生殖系统疾病。

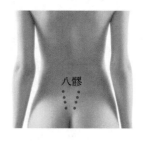

18. 足三里穴

【位置】足阳明胃经穴位。在小腿前外侧，当
犊鼻下 3 寸，距胫骨前缘一横指

【功能】健脾和胃，扶正培元，理气降逆，通
经活络。

【主治】胃痛，呕吐，呃逆，腹胀，肠鸣，泄
泻，痢疾，便秘，乳痛，肠痛，膝胫酸
痛，脚气，水肿，咳嗽，气喘，虚劳羸
瘦，疳积，完谷不化，中风，瘫痪，头
晕，失眠，癫狂等。现代常用于治疗急、
慢性胃炎，胃或十二指肠溃疡，急、慢
性胰腺炎，肝炎，消化不良，急、慢性
肠炎，细菌性痢疾，阑尾炎，休克，神
经性头痛，高血压，癫痫，神经衰弱，
精神分裂症，动脉硬化，支气管哮喘，
白细胞减少症，坐骨神经痛，下肢瘫痪，
膝关节及周围软组织疾患等。

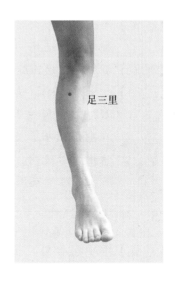
足三里

19. 三阴交穴

【位置】足太阳脾经穴位。在小腿内侧，当足
内踝尖上 3 寸，胫骨内侧缘后方。

【功能】健脾胃，益肝肾，调经带。

【主治】腹痛，肠鸣，腹胀，泄泻，痛经，月
经不调，崩漏，带下，阴挺，不孕，
滞产，遗精，阳痿，遗尿，小便不利，
水肿，疝气，阴部痛，下肢痿痹，头
痛，眩晕，失眠等。现代常用于治疗
神经性皮炎、湿疹、荨麻疹、高血压、
急性肠炎、慢性肠炎，细菌性痢疾、
功能性子宫出血、遗尿、性功能减退、
神经衰弱、小儿舞蹈病、下肢神经痛
或瘫痪等。

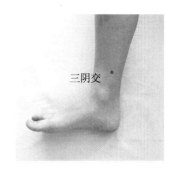
三阴交

20. 太渊穴

【位置】手太阴肺经穴位。在腕掌侧横纹桡侧，桡动脉搏动处。

【功能】调肺气，通血脉。

【主治】咳嗽，气喘，咳血，咽喉肿痛，胸痛，心悸，腕臂痛等。现代常用于治疗治疗感冒咳嗽、支气管炎、百日咳、肺结核、心绞痛、肋间神经痛、无脉症、腕关节疼痛及周围软组织疾患等。

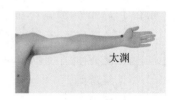

太渊

21. 神门穴

【位置】手少阴心经穴位。在腕部，腕掌侧横纹尺侧端，尺侧腕屈肌腱的桡侧凹陷处。

【功能】益心气，安神志，通经活络。

【主治】心痛，心烦，怔忡，惊悸，健忘，不寐，癫狂，痫证，痴呆，胁痛，掌中热，目黄。
现代常用于治疗无脉证、神经衰弱、心绞痛、癔症、舌骨肌麻痹、产后失血、淋巴腺炎、扁桃体炎等。

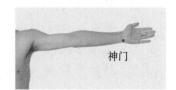

神门

22. 大陵穴

【位置】手厥阴心包经穴位。在腕横纹的中点处，当掌长肌腱与桡侧腕屈肌腱之间。

【功能】宁心安神，调胃肠，和营血，通经络。

【主治】心痛，心悸，胃痛，呕吐，癫狂，痫证，胸闷，胁痛，惊悸，失眠，烦躁，口臭。
现代常用于治疗心动过速、胃炎、扁桃腺炎、精神分裂症、腕关节及周围软组织疾患等。

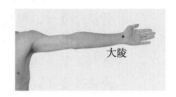

大陵

本书涉及的按摩手法

1. 拿法

【定义】用拇指和食、中二指或其余四指相对用力，提捏或揉捏某一部位或穴位，称为拿法。

【要领】用手指指腹相对用力，捏住局部肌肤并逐渐用力内收，将其提起，做有节律的轻重交替而又连续的提捏或揉捏动作；腕关节要放松，指力要适度，动作要协调柔和灵活；力量要由轻到重，不能用指甲掐。本法的刺激性较强，常继以揉法，以缓减刺激。

【功效】舒经活络，解表发汗，镇静止痛，开窍提神。

【适用部位】颈项部、肩、头部和四肢等部位。

2. 擦法

【定义】用手掌紧贴皮肤，稍用力下压并做上下或左右方向的直线往返运动，使之产生一定的热量，称为擦法。擦法以皮肤有温热感即止，有掌擦、鱼际擦和侧擦之分。

【要领】上肢放松，腕关节自然伸直，用全掌或大、小鱼际为着力点，用上臂带动手做直线往返摩擦，不能以身体的起伏摆动去带动手的运动；摩擦时往返距离要拉得长，而且动作要连续不断，不能有间歇停顿；当动作有间歇停顿，就会影响到热能的产生和渗透，从而影响治疗效果；压力要均匀而适中，以摩擦时不使皮肤起皱褶为宜；操作时不能操之过急，呼吸要调匀，不要屏住呼吸。

【功效】健脾和胃，温阳益气，温肾壮阳，祛风活血，消瘀止痛。

【适用部位】全身各处，尤其是胸腹、胁肋、背部和腰骶部常用。

3. 揉法

【定义】用大鱼际、掌根或手指指腹吸附于一定的部位，做轻柔缓和的环旋运动，并带动该部位的皮下组织，称为揉法。以大鱼际为力点，称鱼际揉法；以掌根为力点，称掌根揉法；以手指指腹为力点，称指揉法。

【要领】动作要灵活，力量要轻柔；操作时既不可在体表造成摩擦，也不可故意在体表挤压。

【功效】舒筋活络，消肿止痛，活血散瘀，健脾和胃，宽胸理气。

【适用部位】全身各部位。以头面、胸腹和四肢关节等最常用。

4. 压法

【定义】用手指面、掌面或肘部尺骨鹰嘴突为力点，按压体表某处，称为压法，有指压法、掌压法、肘压法之分，具有压力大、刺激强的特点。

【要领】压力要平稳缓和，不可突发暴力；力量以患者能忍受为度。

【功效】舒筋活络、解痉止痛。

【适用部位】腰臀肌肉发达厚实的部位及动脉搏动处。

5. 搓法

【定义】用两手掌面挟住肢体的一定部位，或按住局部皮肤，相对用力做方向相反的来回快速搓揉或作顺时针回环搓揉，称为搓法。

【要领】搓动时双手动作幅度要均等，用力要对称；双手挟持肢体时力量要适中。

【功效】疏通经络，调和气血，放松肌肉。

【适用部位】四肢、胁肋、腰背部。

6. 摩法

【定义】用食、中、无名指指腹或以手掌面附着在体表的一定部位上，做环形而有节律的抚摩，称为摩法。其中以指面摩动的称指摩法，用掌面摩动的称掌摩法，摩法的动作与揉法有相似之处，但摩法用力更轻，仅在体表抚摩。

【要领】手法轻柔，压力均匀。指摩法宜稍轻快，每分钟摩动约 120 次左右；掌摩宜稍重缓，每分钟摩动约 80~100 次左右。

【功效】宽胸理气，健脾和胃，活血散瘀。

【适用部位】全身各部位。以胸腹和胁肋部最为常用。

7. 推法

【定义】用拇指、手掌或其他部位着力于人体某一穴位或某一部位上，做单方向的直线或弧形移动，称推法。

【要领】用力均匀、速度平稳；有条件可先涂抹润滑剂，既便于操作，也能防止推破皮肤。

【功效】舒经活络、理筋散结、活血散瘀。

【适用部位】四肢，肩背，腰臀及胸腹等部位。